Pais que educam:

uma aventura inesquecível

CB124367

Ceres Alves de Araujo

Pais que educam:

uma aventura inesquecível

Editora Gente

Editor
Mauro Silveira

Coordenação editorial
Elvira Gago

Capa e Produção gráfica
Marcelo S. Almeida

Projeto gráfico
Neide Siqueira

Diagramação e fotolito
Join Bureau

Revisão
Valquíria Della Pozza

Impressão e acabamento
Yangraf

Todos os direitos desta edição
são reservados à Editora Gente.
Rua Pedro Soares de Almeida, 114
São Paulo, SP – CEP 05029-030
Tel.: (011) 3670-2500
Site: www.editoragente.com.br
E-mail: gente@editoragente.com.br

Dados Internacionais de Catalogação na Publicação (CIP)
(Câmara Brasileira do Livro, SP, Brasil)

Araujo, Ceres Alves de
Pais que educam – uma aventura inesquecível / Ceres Alves de Araujo. – São Paulo: Editora Gente, 2005.

ISBN 85-7312-475-7

1. Educação de crianças 2. Família 3. Pais e filhos
I. Título.

05-6728 CDD-649-1

Índice para catálogo sistemático:

1. Educação de filhos : Vida familiar 649.1

A meus queridos filhos,
Juliana e Henrique,
com meu amor.

agradecimentos

Este livro é resultado de meus anos de trabalho como psicoterapeuta, em meu consultório, e como professora, na Pontifícia Universidade Católica de São Paulo. Por isso inicio meus agradecimentos aos bebês, crianças e adolescentes que, junto de seus pais e seus avós, tenho atendido. Sensibilizo-me por poder compartilhar de suas vidas.

Meu mais profundo reconhecimento a meus colegas professores, meus alunos, supervisionandos e orientandos, por sua vontade de saber, o que me dá a oportunidade de, juntamente com eles, estudar as questões intrigantes do desenvolvimento humano.

A Petho Sándor (*in memoriam*), Iraci Galiás, Jamal Wehba e José Salomão Schwartzman, com quem compartilhei e compartilho o aprendizado sobre crianças, vai aqui meu agradecimento pela generosidade, pela amizade e pelo afeto.

Quero agradecer a minhas amigas, companheiras de consultório, Eloá de Araújo Pereira Gomes, Maria Tereza Cepollina Raduan e Otávia Márcia Fonseca de Andrade, pela solidariedade de todas as horas.

Ao Mauro Silveira, meu muito obrigada por sua valiosa contribuição na elaboração deste livro. Creio que, sem seu auxílio editorial, esta empreitada não teria sido possível.

Manifesto aqui meu carinho a meu pai, Wilson Alves de Araujo, que, desde que me lembro por gente, me incentiva à curiosidade pelo novo, e, também, meu carinho a minha mãe, Ádila Quintano de Araujo, pelo modelo de persistência para lutar contra as adversidades que a vida sempre nos apresenta. A ambos, minha admiração pelo exemplo de coragem para viver com alegria a aventura da vida, enfim, pelo exemplo de resiliência.

Minha gratidão a meu marido, Sérgio Amad, companheiro de aventura na vida, por seu incentivo e colaboração em todas as realizações que busco, por seu apoio incondicional e por seu amor.

Finalmente, cumpre salientar que não foram poucos os que me acompanharam e me ajudaram no aprendizado do conhecimento sobre crianças. Como são muitos, não gostaria de citar mais nomes, pois poderia cometer injustiças, agora de momento, esquecendo esse ou aquele amigo ou essa ou aquela amiga. Portanto, prefiro lembrá-los em meu coração, com carinho, vistos em conjunto, pois, como diz o poeta, *toda pessoa leva consigo as marcas das lições diárias de outras tantas pessoas*. Assim, meus agradecimentos.

sumário

prefácio

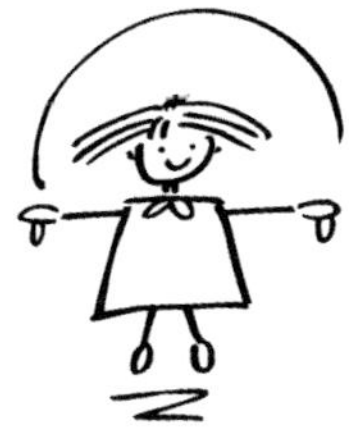

Com grande prazer recebi o convite para escrever o prefácio para este livro da psicóloga Ceres Alves de Araujo.

Nós nos conhecemos há muitos anos, desde a época em que atuei como professor do curso de Psicologia e na Clínica Psicológica da Pontifícia Universidade Católica de São Paulo. Com o passar dos tempos nossa relação profissional transformou-se em uma amizade duradoura. Considero-me um amigo e admirador desta brilhante pessoa.

Ceres é uma pessoa notável não só no que se refere a suas características pessoais mas também pela dedicação ímpar que demonstra na condução de seu trabalho como psicóloga clínica e como docente. Ao lado da sólida formação em psicologia, demonstra profundo conhecimento das neurociências, o que lhe confere uma compreensão global e abrangente dos processos normais do desenvolvimento humano e de seus desvios.

O amplo conhecimento da autora pode ser vislumbrado neste seu trabalho. Aqui, transita de forma segura pelos vários aspectos envolvidos na tarefa de criar filhos, desde as fases mais iniciais do desenvolvimento até a adolescência. Discute as várias situações que podem surgir propondo a maneira mais adequada de resolvê-las.

Ceres escreve de forma clara, didática e prazerosa. Os capítulos se sucedem seguindo uma cronologia lógica. Os exemplos descritos complementam o texto de forma bastante esclarecedora. A linguagem utilizada é precisa e acessível aos não iniciados nos mistérios do desenvolvimento humano e de suas variações.

Com este trabalho, a autora fornece material de interesse e de extrema utilidade a todos quantos necessitam compreender a relação entre pais e filhos.

Esta obra será de grande utilidade a todos que, por qualquer razão, buscam caminhos mais seguros na direção de como proceder diante de várias circunstâncias que cercam a árdua, porém prazerosa, tarefa de criar e educar filhos.

Apesar de dirigido de forma muito particular a pais, o conteúdo dos vários capítulos poderá ser de interesse de profissionais que cuidam do bem-estar de crianças e seus familiares.

Estou certo do sucesso de mais este trabalho de autoria da minha querida Ceres Alves de Araujo.

José Salomão Schwartzman
Neurologista da infância e da adolescência

introdução

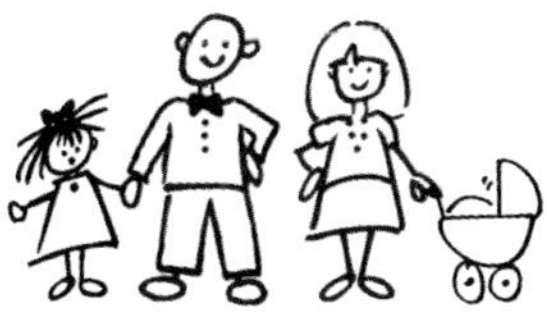

Criar filhos: uma aventura a dois

Criar filhos é como descer a corredeira de um rio num bote inflável: uma aventura cheia de emoções, com grandes obstáculos e muitas possibilidades de acidentes pela frente. Pura adrenalina do começo ao fim. Há famílias que conseguem controlar bem o bote e contornar as pedras que surgem pelo caminho com sabedoria e habilidade. Para elas, a aventura se torna uma experiência prazerosa e enriquecedora. Outras, no entanto, não encontram esse ponto de equilíbrio, chocam-se contra as pedras e naufragam. Pais e filhos chegam então ao fim do percurso sem o bote nem os remos, tristes, magoados e decepcionados uns com os outros. A pergunta que fica é: que fatores determinam se essa aventura será fascinante para seus tripulantes ou se transformará num calvário tanto para os pais quanto para os filhos?

Antes de responder, é preciso dizer que educar filhos hoje em dia é algo muito mais complexo do que no tempo dos nossos pais ou avós. A correnteza do rio está ainda mais rápida e há pedras por todos os lados. Vários fatores contribuíram para isso. O mundo mudou radicalmente do início da década de 90 até os dias atuais, e todos nós, crianças, adolescentes e adultos, vivemos as conseqüências dessa mudança. Hoje, um garoto de 10 anos não consegue imaginar o mundo sem a internet. Com um computador nas mãos, ele se comunica com os amigos e jovens do mundo todo em tempo real e sem precisar sair do seu quarto. Esse menino também não entende como as pessoas podiam viver na década de 80 sem telefone celular – que agora, aliás, tira fotos com grande qualidade digital, permite acesso a e-mails, funciona como agenda, toca música. Até a televisão não é mais a mesma. Com as pesquisas de opinião, os telespectadores influenciam as decisões dos autores e acabam determinando se a mocinha deve ou não ficar com o galã no final da novela. A globalização se tornou uma realidade. Não há mais fronteiras. Já não faz tanta diferença assim, para os pais desse garoto, trabalhar no escritório, em casa ou ainda num país da África, uma vez que está tudo interligado pela tecnologia.

Essa nova ordem mundial afetou sensivelmente as pessoas tanto física quanto psicologicamente, provocando uma profunda alteração nos processos psicofísicos do crescimento, como têm observado as pesquisas baseadas na observação de bebês e livros como *A Constelação da Maternidade* (Porto Alegre: Artes Médicas, 1997), do psiquiatra Daniel N. Stern. Os bebês de hoje, por exemplo, são diferentes daqueles que nasceram nas décadas de 60 ou 70. São mais precoces e ativos. Começam a andar e a falar as primeiras palavras mais cedo. Os dentes de leite logo aparecem – e caem mais rápido também por causa de segunda dentição, que não espera tanto quanto antes para surgir. Muitas meninas estão menstruando antes mesmo de chegar à adolescência.

Apesar das profundas mutações que os tempos modernos vêm promovendo na vida das pessoas, crianças e jovens encaram todas essas mudanças com muita naturalidade. A curiosidade que possuem é um componente fundamental nessa história e contribui muito para uma adaptação cada dia mais rápida. Basta ver a facilidade com que lidam com as mais variadas tecnologias. Já os pais... Quanta diferença. A maneira de enxergar o mundo, de raciocinar e processar as informações é completamente diferente daquela empregada pela garotada, até porque eles cresceram e se desenvolveram num mundo muito diferente do atual. O resultado dessa equação é surpreendente: os pais estão com medo dos filhos. Medo por não saber o que se passa na mente deles. Medo de que uma palavra mal colocada os traumatize a ponto de prejudicar seu futuro. Medo de que os filhos os vejam como autoritários. Medo de não compreendê-los. Parecem estar diante da figura mitológica da Esfinge que diz em tom ameaçador "Decifra-me ou te devoro". E boa parte deles acaba mesmo sendo devorada.

O objetivo deste livro é mostrar justamente idéias que podem ajudar a fazer da educação dos filhos uma aventura prazerosa, enriquecedora e inesquecível para todos. E isso só será possível se esse processo for entendido como uma via de duas mãos. De um lado, os filhos aprendendo com os pais; de outro, os pais aprendendo com os filhos. A primeira parte desta equação parece não deixar dúvidas nem merecer contestações: os pais devem ser os educadores de seus filhos. Ninguém melhor do que eles para transmitir seus valores e princípios e ensinar como enfrentar o mundo, não é mesmo? Já a segunda parte da equação – os pais aprendendo com os filhos – pode soar ao leitor inicialmente como certa dose de irresponsabilidade. Como alguém que não tem praticamente nenhuma experiência de vida pode ensinar aos mais velhos algo que eles não sabem? Mas a verdade é que há muito que aprender com eles. Ao longo do livro, veremos como isso pode ser feito analisando temas que influenciam diretamente o aprendizado e o relacionamento entre pais e filhos, como:

- As várias formas de estrutura familiar deste novo milênio.
- A "inflação" do papel dos pais nos dias atuais, ou seja, a atenção e os cuidados exagerados que vão muito além do necessário.
- A importância da linguagem não-verbal, que os pais transmitem aos filhos por meio do tom de voz, do gestual, do olhar e do toque.
- As sensíveis diferenças na educação das meninas e dos meninos.
- Dramas como a separação ou a morte dos pais e o uso de drogas.
- As diferenças entre agitação e hiperatividade.
- Os critérios que os pais devem levar em conta ao escolher a escola do filho.
- O despertar da sexualidade dos filhos.
- O estabelecimento de limites desde cedo.

Embora esses temas pareçam extremamente complexos para muitos pais, veremos que tudo pode ser resolvido e superado com medidas, gestos e atitudes simples. Educar filhos dá trabalho, é verdade, mas não é nenhum fantasma do outro mundo. Se o bom senso prevalecer, pais e filhos viverão uma fantástica aventura: a do relacionamento que se constrói com amor e compreensão. Boa leitura.

capítulo 1

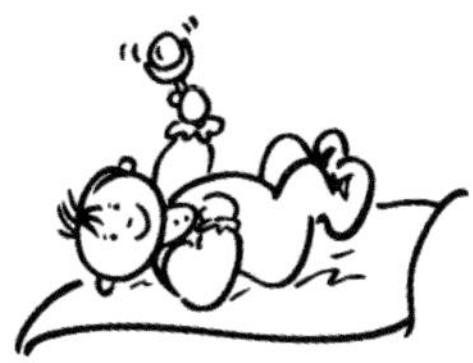

Ninguém segura esse bebê

Os bebês são muito mais espertos e perceptivos do que se imagina. São seres pensantes, cuja inteligência se desenvolve a partir dos relacionamentos que têm com as pessoas mais próximas. Se os pais souberem lidar com a criança desde muito cedo, garantirão a ela um desenvolvimento emocional sadio.

"E aí, que tal pensarmos em ter um filho?" Há um momento na vida do casal em que essa pergunta vem inevitavelmente à tona. Mais do que um simples questionamento, decidir se é ou não hora de ter um bebê exige do homem e da mulher uma profunda reflexão. Afinal, a chegada desse ser pequenino promoverá uma série de mudanças na vida do casal, como alteração de rotina, readequação do orçamento doméstico, disposição para passar noites em claro e, acima de tudo, conscientização sobre a responsabilidade que os dois passarão a ter sobre aquela vidinha bela e frágil. Ou seja: eles ganharão novos papéis para desempenhar por toda a vida, o de pai e o de mãe.

Hoje, com o maior acesso da população aos métodos de contracepção, ficou infinitamente mais fácil programar esse momento, o que contribui também para a melhor preparação, tanto financeira como psicológica, do casal. Muitos pais me perguntam em que momento o bebê deve começar a ser educado. Querem saber a partir de que idade ele passa a assimilar os valores e comportamentos desejados por eles. Eu costumo dizer que a educação do filho começa antes de ele nascer, com a preparação dos pais para receber essa criança em seu lar. Na verdade, o bebê deve começar a existir na mente e no coração dos pais no exato instante em que eles chegam à conclusão de que querem mesmo ter um filho.

Quando o casal chega a essa decisão, é muito importante que ambos conversem sobre esse filho tão desejado. Eles devem imaginá-lo em sua mente. Como serão seus olhos? Sua boca? Seus dedinhos? Devem também fazer planos, tentar vê-lo juntinho deles. Mesmo que, ao nascer, a criança não corresponda fisicamente ao que os pais imaginaram, isso é muito positivo, pois representa o início da formação dos laços afetivos da família. O bebê começa a ser amado bem antes de sua concepção. Dessa forma, quando a gravidez for anunciada, a notícia será celebrada com muita alegria.

Nem sempre, no entanto, as gestações acontecem dentro de um bom planejamento. Nesses casos, não há a "existência prévia" da criança na mente dos pais. Mas, apesar disso, ela pode perfeitamente ter sua identidade reconhecida antes do nascimento – o que também é muito importante.

Hoje em dia, graças ao avanço da medicina e dos equipamentos de ultra-sonografia computadorizada, é possível saber com precisão o sexo do bebê durante a gestação. Dessa forma, o feto logo passa a ser tratado como menino ou menina, como "ele" ou "ela", e normalmente ganha um nome, ou seja, uma identidade. Com isso, aquele ser que está na barriga da mãe não é mais o "bebê", mas o Felipe, a Ana, a Thaís.

Isso é bastante positivo, pois todos os preparativos para a chegada da criança passam a ser personalizados: o quarto é decorado com cores e brinquedos que correspondem ao seu sexo, o enfeite do quarto da maternidade já é feito com seu nome, tios e avós já o chamam pelo diminutivo do seu nome. Como conseqüência dessa preparação, o bebê tem chance de encontrar uma atmosfera positiva ao nascer. Sua chegada não causa estresse na família nem nos pais porque ele já tinha existência e era amado antes mesmo de ter nascido.

Portanto, não é nenhum exagero dizer que a preparação para a educação da criança começa durante a gestação. É nessa fase que o casal inicia o "treino" para exercer a maternagem e a paternagem, ou seja, seus papéis de pai e mãe, que influenciarão a educação da criança por toda a sua vida.

O desempenho das funções de maternagem e paternagem, termos propostos pelos estudiosos da psicologia do desenvolvimento, mudou bastante nos últimos tempos. Até o início da década de 90, esses papéis eram claramente definidos e um começava onde o outro terminava. A maternagem, exercida pela mãe, se resumia aos primeiros anos de vida do bebê, quando ela era a responsável por todos os cuidados. Cabia a ela alimentá-lo, trocar suas fraldas, dar banho, levá-lo ao médico etc. O pai quase não participava dessa fase de seu desenvolvimento. Quando a criança era matriculada na escola, aí sim começava a paternagem. Essa é a fase em que o filho passa a se relacionar com outras crianças e, claro, a participar de um ambiente competitivo, onde precisa conquistar espaço, amigos e a simpatia de todos a sua volta. O homem, então, assumia a função de prepará-lo para enfrentar o mundo.

Hoje em dia, tanto a maternagem quanto a paternagem são exercidas simultaneamente pelo homem e pela mulher. É perfeitamente possível ver mães exercendo uma função de paternagem, assim como pais com uma postura típica da maternagem. Cada vez mais homens acompanham a esposa ao obstetra e ao curso de gestantes e se envolvem com os cuidados da criança. Eles estão presentes no momento do parto, dão o primeiro banho no filho e ajudam a esposa a alimentá-lo e a trocá-lo. As mães, por sua vez, saem de casa para trabalhar, têm vida profissional e são co-responsáveis pelo sustento da família. Orientam os filhos sobre como devem agir nos mais variados tipos de ambiente.

O equilíbrio dos papéis paterno e materno traz muitos ganhos para a educação da criança, pois o pai deixou de ser aquela figura distante e a mãe não se considera mais a dona absoluta do seu filhote. Um complementa e ajuda o outro.

O BEBÊ: PRIORIDADE MÁXIMA

A participação do pai na maternagem é essencial para a mãe e o bebê sobretudo nas primeiras semanas de vida. O recém-nascido tem de ser atendido prontamente, o que requer dos pais disponibilidade total. É preciso lembrar que, enquanto o bebê estava na barriga da mãe, tinha todas as suas necessidades atendidas. Ali, protegido do mundo, não sentia nenhum tipo de privação. Depois do nascimento, isso muda radicalmente. A criança passa a ter contato com a sensação da fome, o desconforto de estar molhada, sente frio ou calor. E, cá entre nós, sua capacidade de tolerar frustrações ainda não está desenvolvida. Então ela chora para manifestar seu desconforto. Não ter seus apelos atendidos pode deixar a criança mais irritada e insatisfeita. Os pais devem compreender que os desejos do bebê são prioridade máxima nos primeiros três meses de vida.

Obviamente, a mãe é a mais exigida nesse momento porque é ela quem o amamenta e precisa estar disponível sempre que o bebê reclamar de fome, independentemente de ser dia ou noite. Se a criança acordar de madrugada querendo mamar, a mãe deve dar o seu leite. Essa é a razão pela qual ela precisa se adaptar aos horários do seu bebê nos primeiros dias. Deve dormir enquanto ele estiver dormindo e estar desperta quando ele estiver acordado. Por isso é importante que o pai esteja sempre por perto, ajudando a esposa no que for possível para garantir que ela desempenhe a maternagem e tenha o repouso necessário.

Com o passar das semanas, a tendência é que o bebê encontre o seu ritmo e faça intervalos regulares entre as mamadas, geralmente entre três e quatro horas. Nessa fase, a mãe deve começar a acertar o relógio biológico do filho. É um erro, por exemplo, fechar janelas e cortinas na hora de o filho fazer a soneca da tarde. O organismo da criança entenderá que anoiteceu e passará a adotar determinado tipo de rotina. Nesse caso, o bebê terá mais dificuldades para dormir à noite. Mas se a mãe puser o filho para dormir na claridade durante o dia e no escuro à noite, ele começará a diferenciar os dois períodos. Com o tempo, tenderá a dormir mais à noite, ampliando o intervalo das mamadas noturnas.

Depois do terceiro mês, quando mãe e filho já estiverem bem entrosados no compasso das mamadas, ela pode assumir o comando da situação e definir os horários em que o filho será alimentado. É nessa fase que a rotina da criança se estabelece. Ela passa a ter a hora do banho, do suquinho, do soninho, do passeio ao sol e assim por diante.

O grande erro dos pais é prolongar o período de dependência da criança. Muitos se recusam a deixar o bebê de 10 meses com alguém para ir ao teatro, ao cinema ou ao restaurante. Existe o medo de que ele se sinta abandonado ou chore desesperadamente por causa dessa ausência. É comum os pais saírem para um compromisso qualquer com um enorme sentimento de culpa. Telefonam para casa inúmeras vezes para saber se está tudo bem. Não se desligam e acabam desperdiçando o passeio.

Se os pais soubessem como é flexível o grau de tolerância do filho depois do terceiro mês de vida, provavelmente ficariam mais relaxados e não se cobrariam tanto. Nessa etapa de sua vida, o bebê suporta tranqüilamente uma fralda mal colocada, uma janela esquecida aberta na hora do banho, alguns minutos de atraso na mamada, uma roupa molhada de xixi.

O choro dele não é um alarme de incêndio que obriga todo mundo a sair correndo, mas apenas um aviso de que existe algum desconforto – na maior parte das vezes, perfeitamente tolerável.

O bebê sabe dar um desconto inclusive para a inexperiência da mãe quando ela não consegue descobrir se ele chora de frio, de fome ou de cólica. O que conta, para ele, é que a mamãe tenha toda a calma do mundo para atendê-lo. Mães excessivamente ansiosas acabam afetando o comportamento do bebê. A ciência não consegue explicar isso à luz da razão, mas a verdade é que os bebês possuem uma espécie de radar que se conecta diretamente com os sentimentos da mãe. Qualquer alteração provocada por alguma ansiedade os deixa ainda mais intranqüilos. Portanto, a calma e a tranqüilidade são armas valiosíssimas no trato com os filhos.

Quando a mulher assume que tem o direito de cometer pequenas trapalhadas típicas das mães de primeira viagem, tudo fica mais fácil. Seu foco, que antes era a preocupação em não cometer essas pequenas falhas, passa a ser a necessidade de estabelecer vínculos com a pessoinha que segura em seus braços. Mãe não precisa ser uma berçarista-modelo, não é mesmo? Esse vínculo que a mãe e o pai estabelecem com o filho nos primeiros meses de vida será determinante para o seu bom desenvolvimento.

Bebê tamagochi

Por muito tempo se acreditou que a criança, ao nascer, era capaz apenas de reagir a certos estímulos e se movimentar, ou seja, era um ser sensório-motor. Era quase senso comum a idéia de que ela só enxergava vultos e sorria apenas por reflexo. As pesquisas mais recentes, no entanto, mostram que os bebês enxergam muito mais do que se supunha, sorriem porque sentem contentamento e têm vida mental desde os primeiros instantes de vida. Ou seja: já nascem como seres pensantes.

No tempo dos nossos avós, a idéia de os bebês terem vida mental simplesmente não existia. Eles eram praticamente tratados como uma espécie de Tamagochi, aquele bichinho eletrônico japonês que precisa ser alimentado e acariciado por meio de alguns botões para não chorar. Os bebês vinham da maternidade enrolados em cueiros, mantas e cobertores, com os bracinhos presos e todos durinhos. Os recursos para a observação do comportamento humano que temos hoje mostram quanto isso era errado. Observe os bebês de hoje. Eles não estão mais enrolados nem presos em cueiros. Ainda no berçário da maternidade, já estão com os olhinhos bem abertos, mexendo os braços, batendo as pernas e sorrindo.

Se antes grandes teóricos como Jean Piaget e Henri Wallon observavam crianças a "olho nu", os pesquisadores de hoje têm instrumentos sofisticados como vídeos, gravações e registros de todos os tipos. E eles estão chegando à conclusão de que o bebê é capaz de distinguir muito bem o pai da mãe e de armazenar registros em sua memória. Trata-se de um tipo de memória rudimentar, que se constitui das experiências corporais: ser amamentado, trocado, acariciado, ter alguém que converse com ele. Quanto mais essas experiências se repetem, mais o bebê cria esquemas mentais que lhe permitem reconhecer as pessoas que cuidam dele.

Atualmente tudo colabora para o desenvolvimento mais rápido da criança. As roupas infantis, por exemplo, são macias e amplas. As fraldas descartáveis, muito superiores àquelas feitas de pano, permitem grande liberdade de movimentos. Dessa forma, ela pode utilizar toda a sua agilidade e ter um desenvolvimento motor cada vez mais precoce.

Imagine como era difícil andar com aquelas fraldas de pano pesadas, que faziam volume no meio das pernas e escorregavam da cintura do bebê... Dá para entender por que eles demoravam mais até para engatinhar.

Essas mudanças contribuem para dar a impressão de que os bebês de hoje são mais "agitados" do que os de vinte, trinta anos atrás. No consultório, costumo ouvir os pais reclamarem do alto nível de atividade dos filhos. E, à medida que vão crescendo, a situação tende a piorar. Eles correm pela casa toda, sobem no sofá com os pés sujos, pintam a parede da sala com lápis de cor, derrubam tudo o que têm nas mãos, vêem televisão no último volume. As mães se queixam de que em alguns minutos a casa, que estava toda arrumada, mais parece um campo de guerra.

Para piorar, ainda é preciso agüentar os comentários das avós, que dizem frases como "No meu tempo, as crianças eram tão quietinhas... Dormiam o dia inteiro". É claro que dormiam: não eram tão estimuladas como acontece atualmente, o que tornava seu desenvolvimento mais lento. Um bebê ativo, que se mexe bastante, consegue perceber tudo o que se move ao seu redor. Seu desejo é o de interagir com o mundo, fazer experiências – e isso não é algo fora do normal.

Filhos agitados em geral não representam problemas. É sinal de que estão bem de saúde. Na verdade, os pais deveriam se preocupar quando o bebê se torna quieto demais. Se a mãe tem de acordá-lo na hora de mamar, se ele pega no sono durante o banho ou não tenta se comunicar com os adultos, algo está errado. Nesse caso, a criança merece uma atenção especial. Quanto mais cedo for percebida a baixa reatividade a estímulos – e isso é algo que o pediatra detecta com certa facilidade –, mais rapidamente é possível trabalhar a estimulação para que a criança tenha um desenvolvimento adequado.

A LINGUAGEM DO "MAMANHÊS"

No passado acreditava-se que o desenvolvimento anatômico do cérebro possibilitava o desenvolvimento das funções cerebrais, ou seja, que era preciso ter o órgão pronto para que ele pudesse funcionar. Seria como um computador: ele só começaria a funcionar depois que todos os programas estivessem instalados. Mas nosso cérebro é infinitamente mais complexo do que um simples computador. Perto dele, um *notebook* de última geração mais parece um fusquinha com o motor vencido participando de uma corrida contra um carro de Fórmula 1. Hoje a ciência não tem mais dúvidas: é a função que desenvolve o órgão. A partir das experiências e dos estímulos que a criança tem, como indicam estudos recentes da neurociência, formam-se redes neuronais que, por sua vez, impulsionam o desenvolvimento do cérebro.

A conclusão que se tira disso é muito importante: *o berço do pensamento do bebê é a relação interpessoal*. Em outras palavras, é em função do relacionamento com o pai, com a mãe e com outras pessoas que o bebê começa a pensar – o que torna os vínculos familiares fundamentais para o desenvolvimento da criança desde os seus primeiros dias de vida. É também com base nesses esquemas mentais que o bebê cria empatia com as pessoas. Obviamente a empatia com o pai e a mãe é muito maior do que com outras pessoas. Mesmo com o cérebro ainda não formatado, o bebê tem uma aguçada percepção das intenções de seus pais. Se a mãe está nervosa, ele fica retraído, talvez incomodado; se está receptiva, ele brinca e a provoca. A criança cria esquemas mentais que representam o que é estar com a avó, com os tios e com outras pessoas da família, pois é capaz de captar como é cada uma delas.

Ela consegue identificar também os adultos que estão mais dispostos a brincar e os que são mais tranqüilos ou menos receptivos. Por causa dessas "anteninhas" do bebê é que acontecem reações inesperadas diante de certas pessoas. Os pais geralmente ficam constrangidos quando o filho apronta um berreiro no colo daquela tia tão simpática. Não há razão para isso, pois na verdade o bebê captou algo na pessoa que não lhe "bateu" muito bem. E esse comportamento precisa ser respeitado. Não se deve insistir com a criança e forçá-la a ficar no colo de quem não quer.

Entre a comunidade médica e psicológica de maneira geral, não há mais dúvidas de que estimular a criança é muito importante para o seu desenvolvimento. Por isso o ideal é que se estabeleça uma relação de múltiplas trocas entre as partes envolvidas: o filho aprende com os pais – e vice-versa.

Sim, os pais também têm muito a aprender com os filhos. As mães iniciam essa troca de aprendizado de maneira instintiva. Para "conversar" com seu bebê, elas criam uma linguagem própria, com sons melodiosos, que transmitem carinho e ternura. É uma linguagem sem um significado lógico, que os especialistas chamam de "mamanhês".

Nos primeiros dias, o bebê não consegue emitir sons além do seu choro, mas, conforme vai se desenvolvendo, passa a tentar imitar os sons dos adultos. A troca de sons entre mãe e filho é uma forma de comunicação. A resposta positiva do bebê ao "mamanhês" revela não só que ele está evoluindo bem mas também que tem saúde física, emocional e mental.

Com o tempo, os pais devem passar a usar a linguagem comum e falar normalmente com a criança, pois cada vez mais ela tentará repetir o que eles dizem – daí a importância de abandonar o "mamanhês" aos poucos. Falar corretamente com a criança a partir do momento em que ela começa e tentar imitar os sons a ajudará a desenvolver melhor a fala. Por exemplo: se em vez de dizer "caminhão" a criança só consegue falar "mamão", a mãe não deve reforçar a expressão "mamão", mas sim dizer algo como "isso mesmo, vamos ver o caminhão". Na verdade ela está ensinando o filho da maneira mais eficiente que existe: mostrando qual é o certo. Quanto mais estímulos a criança receber, mais rapidamente ela se desenvolverá.

O PRIMEIRO LIMITE

Os primeiros meses de vida são muito importantes para a educação emocional da criança. É nessa fase que os pais precisam estabelecer com ela uma relação afetiva sadia e altamente benéfica para o seu desenvolvimento, o que dará frutos pelo resto de sua vida. Nesse aspecto, os momentos de *estar* com a criança são tão importantes quanto os de *não estar*. Em outras palavras: a ausência do pai e da mãe durante determinados períodos do dia também é importante para o desenvolvimento do bebê.

É assim, sentindo falta dos pais e depois sendo recompensando com sua presença, que o bebê começa a amá-los. Pode parecer cruel dizer isso, mas permitir que ele experimente essa falta não é algo ruim nem trará conseqüências danosas ao seu futuro. Deixá-lo chorar por algum tempo também não é condenável – desde que, é claro, ele seja apaziguado depois pelos pais com carinhos e palavras gentis. O problema é deixar que uma criança chore e nunca atendê-la ou apaziguá-la pela angústia da espera. Fazer isso é permitir que ela sofra de verdade.

É natural que o bebê deseje a atenção dos pais e lute com todas as suas "armas" para obtê-la. Isso faz parte do seu desenvolvimento e do seu aprendizado. Mas depois do terceiro mês, quando ele começa a entrar num ritmo de vida mais regular, é importante que pai e mãe retomem a vida de casal e passem a fazer algumas atividades juntos. Enquanto a criança dorme, eles podem assistir a um filme, ter um jantarzinho tranqüilo, dar até uma escapada se possível – por que não? Podem deixar o bebê com a avó ou a babá e sair para dar uma volta, tomar um sorvete, enfim, namorar um pouco. Mesmo que a mulher esteja amamentando, há tempo suficiente para fazer um programinha com o marido no intervalo entre as mamadas.

Qual é o propósito disso? É dar ao bebê algo fundamental em sua vida: um limite. Esse será o primeiro limite de uma série de outros que os pais deverão estabelecer. Num desenvolvimento normal, a criança assimila esse ritmo sem maiores dificuldades e se torna mais flexível. Seu grau de tolerância é maior do que nos primeiros três meses e ela já é capaz de suportar a frustração por não ter algum desejo atendido prontamente.

No momento em que os pais resgatam sua relação como casal, fica estabelecido para o filho que ele é o terceiro membro daquela família – e não o centro do universo. Essa "exclusão" parcial do bebê da vida do casal é necessária e até benéfica para a criança. Vale lembrar que um bebê de 3 ou 4 meses não vai fazer chantagem emocional com os pais porque eles o deixaram com a avó e foram ao cinema. Ele nem sequer é capaz de perceber isso. Uma vez retomada a vida normal do casal, a criança passa a crescer num ambiente em que o pai e a mãe têm outras atividades – e isso se torna normal para ela.

Mamãe volta ao trabalho

Com o fim da licença-maternidade, as mães que trabalham fora vivem o drama de deixar seu bebê, com quem mantiveram uma relação intensa nos últimos meses, e retomar a vida profissional. Os primeiros dias no escritório nunca são fáceis, mas é preciso encará-los com determinação. Com o passar dos dias, esse drama vai sendo superado, e deixar a criança para trabalhar passa a ser algo natural.

O curioso, no entanto, é que a mãe não pensa da mesma forma quando precisa se afastar do filho por outros motivos. É difícil dizer, por exemplo, frases como "Agora você fica com a vovó porque a mamãe vai namorar com o papai" ou ainda "Mamãe vai ao cinema com o papai, e a babá cuidará de você". Mas é importante que a criança saiba que a mãe não poderá ficar com ela por algumas horas porque tem seus compromissos. Dessa forma, os limites de seu relacionamento com os pais começam a ser estabelecidos.

Infelizmente, nem todos os pais retomam o ritmo normal nessa fase de desenvolvimento da criança – e, às vezes, nem nas fases posteriores também. É claro que os papéis paterno e materno devem ser exercidos ao longo da vida. Mas é preciso ressaltar também que esses não são os únicos na vida do homem e da mulher. É necessário também cuidar de outros papéis com o mesmo carinho, como o do profissional, do amigo, do filho, do estudante, do leitor etc.

Não se deve fazer de um único papel a identidade principal de uma pessoa. Isso é ruim para o homem e para a mulher, mas pior ainda para a criança, pois ela cresce sem um modelo de casal, o que lhe fará muita falta mais tarde.

Conheço muitas histórias de casais que, ao privilegiar o papel de pai e mãe e deixar em segundo plano os demais, transformaram os filhos em pequenos ditadores. São crianças que não podem ver a mãe conversando com alguém que já começam a puxar as roupas dela para chamar atenção. Que, enciumadas, se jogam entre o pai e a mãe quando eles estão assistindo a um filme abraçados no sofá. Que não deixam o pai sair de casa para trabalhar porque querem ficar brincando com ele.

Quando o homem é só pai e a mulher é só mãe, a criança torna-se o centro das atenções. Em função dela, formam-se dois pares de relacionamento na família: um envolvendo a criança e o pai, outro entre a criança e a mãe, como mostra a ilustração:

Mãe ———— Filho ———— Pai

Nesse modelo, a criança fica no centro da cena e puxa o pai e a mãe para si. O marido e a mulher passam a não ter mais relacionamento e tudo é canalizado para a criança.

O importante na imposição de limites é fazer com que se estabeleça um relacionamento a três, como se pode ver na ilustração abaixo, pois esse será o modelo de casal a partir do qual a criança desenvolverá a sua forma de relacionamento social e afetivo.

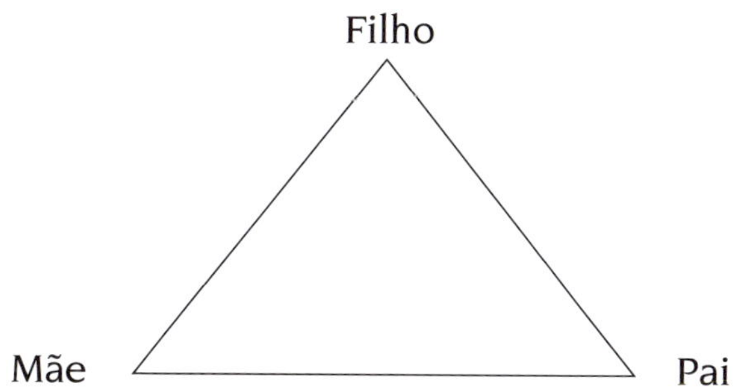

A criança que convive no primeiro modelo sofrerá mais ao longo de seu desenvolvimento. Terá, por exemplo, muita dificuldade de se colocar como o terceiro elemento de uma relação com os coleguinhas. Sua tendência será estabelecer relacionamentos em túnel, ou seja, relacionar-se com um único amiguinho e exigir dele a mesma coisa. Agindo assim, a criança bloqueia a possibilidade de ligações em leque, em que poderia conviver com dois, três ou mais amiguinhos ao mesmo tempo. Sua socialização, dessa maneira, acaba sendo bastante prejudicada.

Mais tarde, quando a criança se torna adolescente e inicia seus relacionamentos afetivos, a tendência dela é ter uma ligação de exclusividade com o namorado. Enquanto os dois estão no auge da paixão e querem ficar o tempo todo juntos, não há muitos conflitos. Os problemas aparecem quando o namorado (ou a namorada) começa a querer retomar suas amizades e a manifestar outros interesses. O adolescente que só sabe se relacionar com uma pessoa ficará enciumado e terá dificuldade de abrir mão da exclusividade. Ele tem uma relação de posse, e não de partilha.

Recentemente ouvi duas mães conversando sobre o relacionamento de suas filhas, que eram coleguinhas de classe na escola. Uma das meninas, muito possessiva, não deixava a amiguinha se relacionar com nenhuma outra criança. "Você precisa conversar com a sua filha", dizia uma das mães. "O comportamento dela está transtornando tanto minha menina que ela me pede para não ir à escola."

Por tudo isso é que pai, mãe e filho devem formar um relacionamento em triângulo. Quando o pai não é só pai, mas também marido, e quando mãe não é só mãe, mas também esposa, a criança tem neles um modelo de par que não existe em função dela. E começa a compreender naturalmente que há momentos em que os pais podem estar juntos, assim como existem situações em que o pai e a mãe estarão ao seu lado. Ninguém precisa viver em função de ninguém, e isso é algo que precisa ser ensinado desde cedo.

capítulo 2

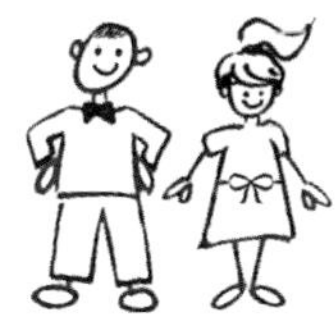

O papel dos pais

Num mundo em que criar filhos é tarefa mais complexa do que foi para as gerações anteriores e o perfil da família se diversifica, os pais se perguntam: "O que se espera que nós façamos?"

"Entre as várias dúvidas que os pais têm hoje em dia com relação à criação e à educação dos filhos, uma em especial os deixa mais angustiados: como ter sucesso no papel de pai e mãe. Essa é uma preocupação natural. Afinal, ninguém sonha em ouvir os filhos, quando adultos, apontarem o dedo acusador e dizerem frases como: "Vocês foram péssimos pais" ou "Eu sou revoltado assim porque vocês não souberam me educar". A maioria dos pais tem pesadelos sobre esse assunto.

A definição dos papéis desempenhados pela mãe e pelo pai se torna ainda mais complicada quando levamos em conta a diversidade da família moderna: assim como há pais que dividem com a esposa a tarefa de cuidar das crianças, existem mães e pais que criam os filhos sozinhos. E mais uma vez vem a dúvida: "O que se espera que eu faça?"

O lado bom dessa história é que os pais estão procurando saber mais sobre seus papéis, pois os sábios conselhos dos mais velhos nem sempre se aplicam às situações do mundo moderno. Há uma infinidade de pais em busca de livros e sites sobre o tema. E, quanto mais informação eles tiverem, menores as probabilidades de erro. Esse interesse é altamente positivo.

Os pais se cobram muito em relação à criação e à educação dos filhos. Mas, se eu tivesse de definir em poucas palavras sua missão maior, diria o seguinte: espera-se deles que consigam preparar o filho para ser um adulto equilibrado, sadio, capaz de tomar conta de si mesmo e relacionar-se adequadamente com o mundo que o cerca. Agora, engana-se quem imagina que a educação seja um processo unidirecional, que parte dos pais em direção ao filho. Na verdade, a relação entre pais e filhos é uma via de mão dupla, repleta de trocas afetivas e intelectuais em que um aprende com o outro e cria, dentro de si, uma representação do outro.

Voltar a ser criança

Para educar o filho, o pai e a mãe precisam saber se colocar no lugar dele, pensar como ele pensa e sentir o que ele sente. O pai e a mãe, assim, representam na sua mente a figura da criança interior, o que lhes permitirá criar empatia com o filho e aprender com ele para melhor educá-lo. A criança, por sua vez, cria dentro de si a figura do pai (ou mãe) interno, a representação daquilo que ela quer ser quando crescer. O pai interno simboliza as forças de crescimento da criança.

Neste ponto, é preciso compreender duas coisas muito importantes: a primeira é que a tarefa de educar envolve não só o seu relacionamento com a criança, mas também o relacionamento consigo mesmo (com a sua criança interior); a segunda é que, quanto mais saudável for sua relação com a criança interior, mais saudável será a relação com seu filho.

Mas o que significa "ter uma relação saudável" com a criança interior? É simples. Significa não se levar tão a sério o tempo todo, soltar a imaginação, cultivar o bom humor, ver o lado divertido das coisas, interessar-se pelo novo, experimentar, fazer algo só por prazer, ser capaz de brincar e usar a criatividade – especialmente quando está com seu filho.

Um adulto que permite a expressão da sua criança interior, que em parte é a criança que ele próprio foi um dia, interage muito bem com o filho. Torna-se um grande companheiro da criança na descoberta do mundo. Acha graça nas travessuras dela e a orienta, com tranqüilidade, para que aquela "arte" não se repita novamente. Não se aborrece com o leite derramado no tapete e ajuda a criança a limpar o estrago. Na companhia dela, brinca de fazer bolinhas de sabão e passa a tarde de sábado assistindo a desenhos na TV.

Para a criança, é fantástico ter ao seu lado um pai ou mãe assim. A empatia entre os dois acontece naturalmente e passa a prevalecer entre eles uma relação confortável, que tem tudo para deixar a vida desse filho leve e prazerosa. Este, aliás, é o estado natural das crianças. Elas estão sempre de alto-astral.

É pena que, apesar de divertida, lúdica e prazerosa, a relação do adulto com a criança que existe dentro dele seja assunto dos mais complicados. Não é fácil voltar a ser criança num mundo que cobra sempre ponderação e razão dos adultos. Por isso as pessoas, à medida que se tornam adultas, reprimem seu lado infantil ao assumir uma postura de seriedade e racionalidade. Tornam-se objetivas, lógicas e rígidas, perdendo a espontaneidade tão característica da criança.

É engraçado constatar, por exemplo, que as empresas buscam atualmente talentos no mercado que tenham exatamente essas características, ou seja, profissionais mais intuitivos e criativos. De uma hora para outra, as pessoas estão tendo de resgatar a criança que tanto reprimiram dentro de si. É um contra-senso. Muitas pessoas se enrijecem de tal maneira que acabam perdendo a capacidade de usar a criatividade. Depois têm de passar por programas de desbloqueio, reaprender a entrar em contato com o próprio corpo, praticar técnicas de relaxamento e de respiração. Devem reaprender a brincar com as idéias para liberar a capacidade criativa.

O nascimento de um filho traz para os pais uma oportunidade maravilhosa de resgatar a criança interior. Se eles forem capazes de deixar aflorar essa criança que carregam dentro de si, terão tudo para estabelecer uma verdadeira relação de troca com os filhos. Seus papéis de pai e mãe serão exercidos em sua plenitude.

Por outro lado, se não conseguirem resgatar a criança interior, serão incapazes de enxergar com clareza as necessidades de seu filho, o que dificulta a tarefa de criá-lo com o delicado balanço entre limites e liberalidade que a educação requer. Poderão se tornar muito complacentes ou controladores demais.

Outra coisa que prejudica muito os pais na tarefa de educar é o sentimento de culpa por não estar tão presentes quanto gostariam na vida da criança. Esse sentimento é muito comum hoje em dia, especialmente no caso das mães que trabalham. Faz com que os pais procurem compensar sua ausência com muitos mimos, excesso de proteção e uma certa submissão às vontades da criança. Afinal, é difícil dizer "não" para um filho quando se passa tanto tempo longe dele e se quer tornar a convivência tão prazerosa quanto possível... A criança, que não é nem um pouco boba, tira o máximo proveito da boa vontade dos pais. Faz do lar o seu reino e do pai e da mãe seus súditos. Estabelece, enfim, o "filiarcado" na família.

Vamos ver agora, com um pouco mais de detalhes, tudo o que envolve o exercício dos papéis da mãe e do pai ao longo do desenvolvimento do filho. O ideal é que esses papéis sejam desempenhados com equilíbrio, o que permite dar à criança proteção, liberdade e limites na medida certa.

A MAMÃE E SEU "FILHINHO"

O papel básico da mãe é nutrir e proteger a criança até que ela seja capaz de sobreviver por si mesma. Embora esse papel possa ser desempenhado pelo pai, pela avó, pela madrasta ou por qualquer outra pessoa que cuide da criança em seus primeiros anos de vida, vamos falar aqui da mãe biológica.

Um pouco antes do nascimento do bebê, a mulher começa a sentir um grande amor por aquele ser que está vindo ao mundo. Esse apego perdura algumas semanas depois do parto, estimulado pelo aumento da oxitocina em seu organismo – a mesma substância que se encontra alterada nas pessoas que sofrem de transtorno obsessivo-compulsivo. A mãe fica, literalmente, obcecada pela criança.

Nesse período, seu papel acaba naturalmente sendo inflacionado, pois é preciso devotar-se inteiramente aos cuidados do filhote. Ela o coloca para dormir ao seu lado, não desgruda o olhar dele, não pode ouvir nem um gemidinho que já corre para ver o que é, não permite que façam barulho na presença do bebê – enfim, age como a gata arisca que protege a cria.

Com o passar do tempo, a própria natureza se encarrega de amenizar esse fascínio baixando o nível da oxitocina na mulher e tornando a criança mais adaptável a novas situações. Quando o bebê começa a ter horários regulares para as mamadas, a mãe já não precisa estar tão grudada nele o tempo todo. Pode (e deve) deixar o filho com alguém e sair um pouco, ir ao cabeleireiro, fazer hidroginástica para pôr o corpo novamente em forma, fazer uma compra no shopping, cuidar de si mesma. É tão importante que faça isso! Se a mãe conseguir "desgrudar" um pouco da criança nessa fase, terá dado o primeiro passo no sentido de proporcionar um crescimento emocional sadio para o filho.

Não é o tempo que a mãe passa com o filho que determina a qualidade da relação entre os dois. Na verdade, a maternagem de tempo integral perde muito em qualidade, pois há a tendência de a mulher entrar no automatismo e rotinizar os cuidados com o bebê.

Cuidar de uma criança 24 horas por dia não é fácil; deixa a mulher exausta e sem energia para investir na criação de momentos de uma troca mais profunda com o filho. É preciso criar esses momentos de distanciamento.

Se a mulher trabalha, ela tem a opção de deixar o filho com a avó, com a babá ou mesmo num berçário algumas horas por semana. Fará bem igualmente para a mãe, na medida em que terá mais tempo para si mesma e não ficará tão estressada por ter de cuidar do bebê dia e noite.

Por mais atividades que a mulher tenha, no entanto, ela sempre dá um jeito de conciliá-las com o exercício do papel materno de cuidar, nutrir e aconchegar. E, ainda que o pai assuma um pouco esse papel, ela sempre será aquela para quem a criança correrá quando machucar o dedo, sentir fome ou tiver um sonho ruim. Será sempre a defensora, a que toma conta e bota o filho debaixo de suas grandes asas. É preciso que seja assim até o final da primeira infância, pois o filho tem uma grande necessidade de se sentir protegido.

Antes, acreditava-se que a mãe precisava estimular o filho para fazê-lo se interessar por ela e pela vida. Hoje, por saber que os bebês são muito mais ativos do que se pensava, percebe-se que são eles que estimulam a maternagem nas suas mães e nas pessoas que cuidam dele. A face do bebê, sua mímica, expressão e movimentação em geral são fatores de atração para a pessoa com quem ele está em contato. Isso está ligado ao seu instinto de sobrevivência. O ser humano, ao nascer, precisa de outro ser da mesma espécie para sobreviver e crescer.

O "FILHINHO" COMEÇA A CONTESTAR A MÃE

Até os 4 ou 5 anos, a criança está muito confortável no papel de "filhinha da mamãe", isto é, "filhinha" de todos aqueles que exercem ou se alternam na maternagem, como a babá, a avó e até mesmo o próprio pai. Daí para a frente, porém, é natural que comece a desenvolver certa autonomia e passe a desejar conhecer o mundo lá fora. Ela começa a querer se aventurar longe das asas da mãe.

Para que a independência da criança se concretize, a mãe precisa diminuir seu poder de atração sobre o filho e permitir que ele se aproxime da órbita do pai, cujo papel é justamente o de mostrar o mundo lá fora, estimular o interesse pela novidade e incentivar o gosto pela aventura.

A emancipação da criança em relação à mãe se processa de maneira diferente na menina e no menino. A menina se afasta da mãe enquanto protetora, mas continua ligada a ela enquanto mulher porque ela é o seu modelo para a vida adulta. Dessa forma, de filhinha passa a ser companheira da mãe.

Já com o menino, essa separação se dá de maneira radical. Para ele, não basta afastar-se da mãe protetora. É preciso confrontá-la e mostrar que ele não é mais o filhinho indefeso dela. Identificado com o pai, que é seu modelo para a vida adulta, o menino tem de afirmar sua virilidade e empreende contra a mãe uma longa "luta", que costuma começar aos 4 anos e pode durar até a puberdade.

Nessa fase, os dois tendem a brigar muito. Ele não admite que a mãe mande em sua vida ou determine como as coisas devem ser. E passa a provocá-la. A mãe manda tomar banho, mas ele resiste. Depois de muita discussão, entra no banheiro, liga o chuveiro e molha só as pontas dos cabelos para que ela pense que ele tomou banho. A mãe manda escovar os dentes todas as noites, mas ele fica a semana inteira sem sequer olhar para a escova. A mãe separa uma roupa linda para o passeio da família, mas ele veste sua calça mais surrada e o tênis mais sujo. A mãe dá uma ordem, ele a desobedece. A mãe lhe dá uma bronca, ele faz pouco-caso. A mãe diz A, ele faz B. Que sufoco!

Para a mulher, a convivência com esse filho rebelde é ainda mais penosa porque ela projetou nele as características de todos os homens maravilhosos que fizeram ou fazem parte de sua vida. Não falo das características físicas, mas das comportamentais, que podem ser a força do pai, a inteligência de um professor, a coragem de um amigo ou a gentileza de um ex-namorado. Ela gostaria que seu filho adorado fosse aquele menino educado, ordeiro, que sempre andasse limpinho e cheiroso... Doce ilusão – pelo menos nessa fase da vida do garoto.

> **Se essa mãe estiver consciente do seu papel e de que as coisas são assim mesmo, poderá lidar mais tranqüilamente com a situação. Saberá dar os devidos descontos para as picuinhas do filho e não pegará no pé dele por tudo, mas apenas por aquilo que é realmente importante. Saberá discernir os momentos em que é preciso dizer "não" e em que poderá dizer "sim".**

Sua atitude tem de ser bem equilibrada. Ela não pode radicalizar com o filho, pois ele está empreendendo uma luta muito séria e difícil para crescer; e também não pode ceder em tudo, pois ele precisa que essa luta seja dura para que a vitória se torne mais saborosa. Trata-se, afinal, de deixar de ser o "filhinho da mamãe" para tornar-se um homem.

Superada a fase de brigas com o menino, a mãe ainda pode ter outra luta pela frente – e, desta vez, com a própria filha. Um belo dia, a relação de harmonia que há entre as duas começa a estremecer porque a menina entra na adolescência e deseja se diferenciar da mãe.

Essa pode ser uma fase difícil para a mulher, pois, enquanto ela percebe em si os primeiros sinais de envelhecimento, a filha desabrocha. Como se não bastasse isso, ainda tem de agüentar as críticas da menina ao seu modo de ser. Algumas adolescentes chegam a ser cruéis:

dizem que a mãe está acima do peso, que as roupas dela são ultrapassadas, que a cor do seu cabelo não tem nada a ver.

Lembro-me de uma vez em que vesti uma roupa verde e minha filha, inconformada com o que julgava um tremendo mau gosto, disparou: "Mas você vai sair assim, parecendo uma samambaia?". Quando me lembro disso, morro de rir. Ela fazia as comparações mais esdrúxulas para desqualificar meu vestuário. Minha estratégia era a de simplesmente não ligar para esse tipo de crítica.

Infelizmente, algumas mulheres têm a auto-estima muito abalada por causa disso. Fazem de tudo para parecer mais jovens e não destoar tanto na presença da filha. Muitas chegam a se vestir como se fossem adolescentes – o que deixa a filha ainda mais horrorizada. Gosto não se discute, mas, convenhamos, nem tudo que cobre o corpo esguio e firminho de uma menina de 14 anos cai bem numa mulher de 40... Além do mais, não é porque a mãe se veste como a filha que deixará de ser criticada por ela. O confronto da adolescente com a mãe dificilmente poderá ser evitado porque é conseqüência do crescimento. Se a mulher compreender que isso é normal e vai durar pouco tempo, poderá passar por essa fase sem se sentir péssima.

Diante disso, é possível compreender bem o velho ditado que diz que "ser mãe é padecer no paraíso". Quem sabiamente disse essa frase decerto não se limitou a pensar apenas nas noites maldormidas quando a criança é pequena, mas também nos pequenos sacrifícios que é preciso fazer em benefício do crescimento dos filhos. O papel de mãe exige da mulher certa tolerância a críticas, picuinhas, más-criações e narizes torcidos. Feliz a mulher que tem sabedoria para vivenciar isso, pois a cada desafio vencido ela reconhece que suas crianças estão crescendo – e seu coração se envaidece.

O PAI QUE ENSINA A ANDAR DE BICICLETA

É cada vez mais comum que o pai tenha participação na maternagem da criança e divida com a esposa os cuidados com os filhos pequenos. Vejo muitos paizões orgulhosos de sua destreza para trocar fraldas, dar banho, servir a papinha e vestir os pimpolhos. Isso não os impede de exercer, mais tarde, o tradicional papel paterno de mostrar o mundo para a criança e estimular sua autonomia.

Uma imagem que para mim traduz muito bem o papel paterno é a do pai que ensina a criança a andar de bicicleta. Primeiro, ele tira uma das rodinhas da bicicleta e encoraja a criança a pedalar. Depois, tira a segunda rodinha, mas segura o selim da bicicleta enquanto a criança pedala. Então, depois de alguns tombos e sustos, solta a bicicleta. E a criança ganha sua liberdade.

O pai conversa com o filho que vem com um olho roxo da escola. Ensina o certo e o errado, incentiva a criança a resolver seus problemas e a lutar pelo que quer. Se a mãe ensinou a criança a cuidar dela mesma, o pai mostra como fazer escolhas e assumir responsabilidades.

É papel do pai ser o companheiro de aventuras da criança na segunda infância, após os 5 anos. Ele tem, com o menino, uma relação quase de igual para igual, ensinando ao filho as brincadeiras e os macetes do mundo masculino. Todo pai quer ver o filho ser ainda mais habilidoso e bem-sucedido do que ele próprio foi quando criança. Assim, precisa tomar cuidado para não se tornar muito exigente com relação ao desempenho do filho.

A sabedoria do papel de pai está em transmitir os valores ao filho e deixar que ele escolha o que é melhor para si mesmo com base nas próprias experiências. Ao exercer seu papel de modo exagerado ou "inflacionado", ele acabará mais tarde sufocando a autonomia do adolescente, pois começará a querer decidir o que é melhor para ele e a interferir em suas escolhas. Resultado: ou o menino se tornará um rebelde ou nunca deixará de ser o "filhinho do papai", dependendo sempre do direcionamento alheio para tudo na vida.

A "inflação" do papel do pai pode surtir os mesmos efeitos na menina, embora a relação entre os dois seja diferente. Se a mãe é para a filha um modelo de mulher, o pai é o primeiro namorado. O pai projeta na filha tudo de maravilhoso que ele gostaria de encontrar numa mulher, e a filha projeta no pai todo o mistério e o fascínio que o sexo oposto representa.

Até a adolescência, os dois tendem a viver em lua-de-mel. A menina faz de tudo para merecer o elogio e a aprovação do pai. Este, por sua vez, tem enorme satisfação em realizar os desejos da filha. Tudo vai bem até que a menina arruma o primeiro namorado – o pai, é claro, fica enciumado. Só enxerga os defeitos dos namorados da filha e faz todos parecerem sapos barbudos. É que ele deseja nada menos do que um príncipe encantado para a sua princesa, um homem capaz de tratar a menina à altura do que ela merece. E príncipe encantado, nós sabemos, simplesmente não existe.

Nessas horas, tudo o que o pai deve fazer é confiar na educação e nos valores que transmitiu à criança desde pequena. Que "solte a bicicleta" da filha e permita que ela siga em frente quando estiver pronta. É certo que a filha terá de ser acompanhada em seu caminho e acolhida quando levar seus tombos. A sabedoria do pai está em se manter aberto e disponível nesses momentos.

Quanto aos namorados da filha... Eles podem não ser tão perfeitos e maravilhosos quanto o pai gostaria, mas cabe a ela escolher o que é melhor para si mesma. No final das contas, ela trará para casa um rapaz que pode não ser um príncipe, mas também não é nenhum sapo – um rapaz a que o pai acabará no futuro chamando de filho.

capítulo 3

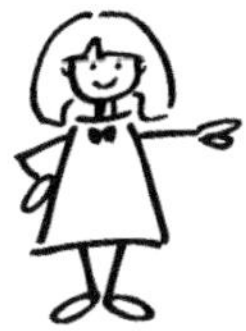

Gestos e palavras

A interação entre pais e filhos começa com o uso da linguagem não-verbal, um código sutil em que gestos, toques, expressões faciais e tom de voz se revestem de significados. No processo de educação, tão importante quanto aquilo que é dito é aquilo que é sentido.

Pais que não conseguem criar uma boa comunicação com os filhos têm muito mais dificuldade de educá-los e criá-los do que aqueles que, desde cedo, se empenham em estabelecer um diálogo aberto. A comunicação, quando feita de maneira adequada, garante o bom desenvolvimento da inteligência da criança.

É comum receber no consultório pais preocupados em saber a melhor maneira de estabelecer um bom diálogo com os filhos. Essa inquietação é muito importante, mas, antes de se preocuparem com aquilo que dizem, os pais deveriam estar atentos para aquilo que não dizem mas demonstram aos filhos. Isso mesmo. Tão ou mais importante do que a linguagem verbal é a linguagem não-verbal, aquilo que não é dito em palavras, porém é transmitido por meio do tom de voz, do gestual, do olhar e do toque.

Se os pais dizem aos filhos que estão sempre abertos para o diálogo, mas enquanto escutam o que eles têm a dizer estão com os braços cruzados, ou com o semblante sombrio, ou batendo o pé de maneira impaciente no chão, ou ainda com o olhar perdido em algum ponto da sala, qualquer um pode perceber que eles não estão nem um pouco receptivos, embora o discurso seja o de que está tudo bem. Qual dessas duas mensagens será captada pela criança ou pelo adolescente? Exatamente aquela que ficou nas entrelinhas.

A comunicação não-verbal é o primeiro "idioma" do bebê. Há estudos que mostram que essa linguagem começa a existir já na fase da gestação, como os da linha de pesquisa chamada *psiquismo pré-natal*, que estuda as respostas do feto aos estímulos da mãe. Por meio da ultra-sonografia, por exemplo, os pesquisadores conseguem registrar as reações da criança quando a mãe acaricia a barriga e conversa com ela, quando ouve música ou pratica exercícios de respiração relaxantes. Os resultados dessas pesquisas sugerem que há uma comunicação entre a mãe e o bebê – de uma maneira que a ciência ainda não consegue explicar muito bem.

A COMUNICAÇÃO DOS SENTIDOS

Depois do nascimento, é muito fácil observar a importância da comunicação não-verbal entre a mãe e seu nenê. O que é que toda mãe faz antes de amamentar o filho recém-nascido? Ela o ajeita no colo e acaricia seu rostinho como quem diz: "Veja só o que eu tenho aqui para você". O bebê, mesmo que esteja de olhos fechados, logo vira o rosto para o lado em que foi acariciado e automaticamente abre a boca para pegar o mamilo. Ninguém disse formalmente a ele que era hora de mamar. Bastou um simples toque carinhoso em seu rosto para ele captar a mensagem.

Logo após as cinco ou seis primeiras mamadas, a criança começa a abrir os olhos e a buscar o rosto da mãe. É um momento mágico. A partir daí, e em todas as mamadas futuras, a troca de olhares entre o bebê e a mãe se repetirá. Isso faz com que o bebê se sinta acolhido. Ele percebe que é amado. É importante que os pais utilizem todas as formas de comunicação não-verbal para transmitir carinho e amor. Há muitas maneiras de fazer isso, mas os principais recursos dessa comunicação não falada são os seguintes:

• O OLHAR

Os olhos da mãe e do pai têm um forte apelo para o recém-nascido. Como enxerga muito bem, ele percebe nitidamente as sutis variações do olhar de quem cuida dele. Com o passar do tempo, o bebê aprende a decodificar se o olhar do adulto é de alegria ou de preocupação, de cansaço ou disposição. Portanto, as sensações de ser amado e protegido são despertadas no bebê a partir do olhar amoroso de seus pais.

As pessoas não percebem, mas sempre que observam a fotografia de alguém o primeiro ponto em que concentram sua atenção são os olhos. Observe, por exemplo, o quadro da Mona Lisa, de Leonardo da Vinci. Todo mundo fala do sorriso enigmático da personagem ali retratada, mas se pudéssemos ir ao Louvre, museu em que o quadro está exposto, e observar o comportamento dos visitantes, veríamos que antes de atentarem para a boca da personagem eles olharão para seus olhos. Não é para menos. Os olhos têm magia. São a alma da pessoa. O bebê sempre se concentrará primeiramente nos olhos de seu pai e de sua mãe – e perceberá exatamente o que se passa com eles.

• O TOM DE VOZ

É claro que o bebê não compreende aquilo que lhe dizem, mas capta perfeitamente a sonoridade vocal. Se os sons são suaves, agradáveis e melodiosos, ele tem um tipo de reação; se são altos e ríspidos, reage de outra maneira. Nesse contexto, o conteúdo da mensagem não importa. É possível, por exemplo, ler uma receita de bolo para o bebê em tom suave e carinhoso – ele vai achar o máximo. Não vai captar que a mãe está dizendo que é preciso juntar ovos, leite e fermento para fazer o bolo, mas sentirá todo o amor que existe em seu tom de voz. Assim, não importa tanto *o que* você lê para o bebê, mas *como* você lê. Nesse momento, a forma prepondera sobre o conteúdo, embora seja interessante a mãe explicar, ainda que o bebê não compreenda, que o bolo serve para nutrir, que é algo saboroso, de que as pessoas gostam muito.

Se isso não fosse verdade, teríamos de apagar do nosso repertório muitas canções de ninar. Se o bebê compreendesse o significado de inúmeras musiquinhas que há por aí, ele teria pesadelos terríveis ou jamais conseguiria pregar os olhos. Vamos avaliar uma canção tradicionalíssima, cuja estrofe mais conhecida diz o seguinte:

Boi, boi, boi,
Boi da cara preta,
Pega esse menino
Que tem medo de careta.

Cá entre nós: se esquecermos que qualquer criança conhece essa letra de trás para a frente e fizermos uma leitura isenta, concluiremos que se trata de uma trilha sonora de filme de terror. Afinal, um boi com a cara preta ameaça pegar o bebê. É ou não é assustador para quem tem apenas alguns meses de vida? Contudo, a melodia suave e a repetição dos sons graves de boi, boi, boi é que fazem a criança relaxar e dormir.

Para cantar as canções de ninar, não é preciso ser um tenor nem um soprano. Há pais que se preocupam com isso. Dizem que não sabem cantar, que desafinam. Bem, é preciso lembrar que eles não estão num palco se apresentando para uma platéia. Eles estão cantando para o filho, que conhece e gosta da voz de seus pais. Apesar disso, pode-se dizer que a voz feminina leva vantagens sobre a masculina no quesito musicalidade. Ela é mais suave e modulada. O homem, com sua voz grave e sonora, tem de fazer um pouco de esforço para ninar um bebê e para "conversar" manso com ele. Além disso, o jeito de o homem falar é mais afirmativo que o da mulher – e isso é percebido pelo bebê.

Atributos da fala como timbre, volume e até a extensão das frases têm significado para a criança. Dizer "Tá na hora de o bebê fazer uma naninha gostosa no bercinho" é bem diferente de dizer "Tá na hora de dormir". Com certeza o bebê vai reagir melhor à primeira frase. Isso não significa, no entanto, que ele vai gostar mais da mãe que do pai no futuro. É apenas uma questão de sonoridade.

• O TOQUE

A forma como o bebê é tocado também é rica em significados. Se ele for pego no colo com delicadeza e movimentos suaves, sua reação tenderá a ser de receptividade. Já se for pego com dureza e movimentos bruscos, reagirá provavelmente com desconforto ou até mesmo aflição. Pelo toque, a criança pode saber imediatamente se a mãe está tranqüila ou estressada, se o pai está com pressa ou com tempo para brincar. Ela também consegue diferenciar o toque da mãe, que é suave, do toque paterno, um pouco mais firme. Portanto, não é possível um se fazer passar pelo outro. A criança já identificou a pessoa no momento em que foi tocada.

• Gestos e expressões faciais

Vários gestos e expressões faciais compõem o repertório de comunicação da criança. Ela rapidamente aprende, por experiências anteriores, que algo está errado quando a mãe franze as sobrancelhas e movimenta a cabeça negativamente. Em pouquíssimo tempo compreende que aquele sinal que o pai faz ao mexer o dedo indicador de um lado para o outro significa "não". É curioso notar que a criança não só entende muito bem essa linguagem de sinais e gestos dos adultos como começa a imitá-los. Dessa forma, ela é capaz de abrir os bracinhos em direção à mãe quando deseja ir para o colo, de apontar com o dedo seu brinquedinho, de dar tchau, de fazer carinha de brava.

A linguagem não-verbal cria uma modelagem afetiva na criança. Por meio de experiências que se repetem, ela aprende a interpretar o mundo e a demonstrar o estímulo afetivo. É como se estivesse sendo instalado um programa no "*hardware*" dela. Esse programa atua no nível inconsciente, ou seja, funciona como base da vida afetiva, do comportamento, da inteligência, de tudo que está sendo e ainda será desenvolvido.

Olha só quem está falando

A criança inicia a aquisição da linguagem verbal no final do primeiro ano de vida. É nessa fase que ela começa a balbuciar "mamãe" e "papai" já com o objetivo de se comunicar com eles. O som que ela faz para dizer "mamãe", por exemplo, pode ser bem pouco parecido com o da palavra em si, mas o adulto percebe o que ela está querendo dizer e dá um novo significado àquela emissão vocal. Os sons começam a ser usados e repetidos, criando um padrão de comunicação que, na imensa maioria dos casos, só mesmo os pais entendem.

O bebê expande seu vocabulário rapidamente. E então começa uma espécie de jogo bastante interessante. Os pais, entusiasmados com as palavras que o filho aprende, incentivam-no a falar cada vez mais.

Esse estágio do desenvolvimento do bebê deveria ser encarado pelos pais de duas formas. Primeiro com satisfação, pois a evolução da criança vem acontecendo de maneira saudável. E também com relativa tristeza, pois é o momento em que a linguagem não-verbal começa a ser abandonada. E a partir daí se perde muito do poder de comunicação, que passa a ser centralizada mais nas palavras do que no sentir.

O mundo ocidental, mais do que o oriental, dá grande ênfase à comunicação verbal. E as razões não são nenhum segredo: ela é mais prática e econômica. É a linguagem do mundo moderno. Não há tempo a perder com essa história de tocar, sentir, olhar. Uma palavra é capaz de sintetizar um conceito, uma ação, uma idéia. Imagine a mímica necessária para explicar a palavra "café". Fazer o gesto de segurar uma xícara entre os dedos e levá-los à boca não é suficiente para significar "café". Pode ser que seja uma xícara de chá ou de chocolate quente.

Dessa forma, é natural que a comunicação, à medida que a criança se desenvolve, gire cada vez mais em torno das palavras – mesmo porque a habilidade lingüística é considerada o mais alto desenvolvimento que o ser humano pode ter. Quem não se encanta com aquele pequerrucho de 3 ou 4 anos que conversa como se fosse um adulto? Crianças nessa idade já derretem o coração dos pais corujas ao cantar as músicas que aprendem na escola. E, quanto mais os pais vibram com isso, mais tagarelas elas ficam.

Apesar da agilidade e da fácil compreensão que a comunicação verbal possibilita, em geral pagamos um preço alto por causa do abandono da comunicação não-verbal. Se dependesse apenas da criança, talvez a linguagem não-verbal jamais fosse deixada em segundo plano. Afinal, essa foi a primeira forma de comunicação que ela aprendeu. Durante algum tempo, ela ainda será capaz de fazer uma espécie de leitura da face materna e saberá se o momento é ou não apropriado para chamar a mãe para brincar ou pedir sua mamadeira. Aos poucos, no entanto, essa habilidade será deixada de lado. Uma pena. Quando essa criança se tornar adulta provavelmente lamentará o fato de não saber fazer uma leitura das entrelinhas durante uma reunião de trabalho. Ficará preocupada se determinado gesto de seu chefe pode ou não significar algum descontentamento.

Por essas e por outras é que nós, adultos, não conseguimos tapear as crianças. Nós agimos racionalmente. Seguimos a seqüência lógica e acreditamos naquilo que é dito com todas as letras. Já os filhos pequenos são pura intuição. Enquanto falamos, eles estão fazendo uma análise geral do nosso comportamento, da nossa postura. Em outras palavras: os filhos estão em condição de vantagem em relação aos pais. Se nos aproximarmos contando uma história qualquer para distraí-los enquanto a mãe sai rapidamente pela porta da cozinha para ir ao cabeleireiro, certamente eles perceberão e pensarão com aquela carinha desconfiada: "Esse aí está querendo me enrolar...". Não adianta, por exemplo, tentar ler uma história infantil para a criança se a mãe não estiver curtindo aquele momento. A criança notará que o tom de voz da mãe não é doce, que seu olhar está distante, que seu pé, balançando ao lado da cama, demonstra impaciência.

"Meu filho não me escuta"

É difícil para os pais que trabalham e chegam tarde da noite em casa encontrar tempo para dar atenção ao filho e estabelecer com ele uma comunicação plena, cara a cara, olho no olho. Sem levantar os olhos do jornal que está lendo, o pai dispara a ordem: "Filho, está na hora de tomar banho". Mas o pequeno, distraído com algum brinquedo, nem percebe – ou não quer perceber – que o pai fala com ele. Então o pai repete a ordem: "Filho, está na hora de tomar banho". E nada de o filho atender. A mãe também tem comportamento parecido. Enquanto termina de preparar o jantar, chama os filhos aos berros para que venham se sentar à mesa. E eles não aparecem, o que provoca uma irritação ainda maior na mãe, que aumenta o tom de voz e, claro, sua tensão.

Costumo ouvir muitas mães reclamarem, frases como "Meu filho não me escuta. Eu chamo, chamo, chamo até me cansar. Só quando me irrito e grito é que ele atende". Quando quero saber em detalhes as circunstâncias em que algo assim acontece, invariavelmente descubro que mãe e filho estão cada um numa ponta da casa. Outra cena comum é a mãe chamar o filho enquanto está ocupada com alguma tarefa doméstica e ele assiste à TV. As chances de essas formas de comunicação funcionarem são praticamente nulas.

Por que isso acontece? Pelo simples fato de os pais não estabelecerem contato visual. Se eles se levantassem e se agachassem perto do filho, para que este pudesse olhá-los de frente, e pedissem o que desejam, certamente conquistariam sua atenção.

Este é o problema dos tempos modernos: os pais deixaram de olhar os filhos nos olhos por causa da correria do dia-a-dia. Mas, se não quiserem perder tempo e energia com tantos gritos pela casa, devem começar a ir ao encontro do filho, abraçá-lo e levá-lo amorosamente consigo para a mesa do jantar, para escovar os dentes ou trocar de roupa.

Essa atitude também funciona com as crianças que usam a estratégia da surdez seletiva, ou seja, só respondem aos estímulos que estão em seu campo de visão e abstraem o resto. Isso é compreensível, pois se trata de uma estratégia para se desligar do barulho e dos ruídos indesejáveis que tanto nos perturbam.

Se os pais conjugarem o uso da linguagem verbal com o da não-verbal, poderão ter muito mais facilidade na comunicação com os filhos. O olhar, o toque e a expressão facial são um complemento importante da fala, especialmente com crianças pequenas, para quem não adianta fazer discursos nem longas argumentações. Olho no olho, um sorriso e palavras carinhosas são tudo de que os pais precisam para se fazer entender.

O MUNDO DO ADOLESCENTE

As dificuldades de comunicação com os filhos tendem a se agravar com a chegada da adolescência. Naturalmente, nessa fase, tanto o garoto quanto a garota se distanciam do mundo dos pais para descobrir a própria identidade. Isso não significa que eles não gostam dos pais ou não suportam sua presença. Esse distanciamento é necessário para que o jovem possa avaliar as normas, os valores e os princípios que os pais lhe ensinaram e compreender o que serve e o que não serve para ele.

Essa é uma fase em que os pais costumam se desesperar e ficam apreensivos porque o filho vive trancado no quarto. Para complicar a situação, nessa fase o jovem geralmente parte do princípio de que os "velhos" não sabem de nada e são caretas. A linguagem não-verbal continua sendo uma ferramenta poderosa de comunicação com o filho, por mais que ele se rebele. É preciso, contudo, ter certos cuidados. Aquilo que funcionava quando ele era pequeno não funcionará nessa fase. É o caso do contato físico.

Enquanto as crianças adoram beijos e abraços, escalam o corpo dos pais, enroscam-se em suas pernas e se penduram no pescoço, os adolescentes em geral se sentem desconfortáveis com essas manifestações efusivas de carinho. O corpo deles está mudando, a cabeça está cheia de grilos, a sexualidade aflora... A menina não tem mais aquela naturalidade para sentar-se no colo do pai. O menino já não aceita bem que a mãe o abrace por trás e beije o seu pescoço. O adolescente foge disso como o gato foge da água, pois está no meio de uma transição físico-emocional que o deixa muito inseguro. Não quer "pagar o mico" de ser visto pelos amigos aos beijos com sua mãe.

Pode ser difícil para os pais lidar com esse comportamento arredio, mas o melhor a fazer é adotar uma postura de compreensão e não forçar situações que possam constrangê-lo. Se o garoto não quer mais trocar de roupa na frente do pai, não há nenhum problema nisso. A vontade dele deve ser respeitada. Se a garota fecha a porta do banheiro na cara da mãe, paciência. Ela tem direito à privacidade. Os pais precisam ter a sensibilidade de perceber o limite para suas manifestações de carinho ao filho adolescente. Devem demonstrar consideração pelos seus pudores, vergonhas e intimidades. É melhor não entrarem em confronto e se manterem abertos e disponíveis no momento em que o filho quiser e precisar dessa proximidade.

Uma vez que não é possível conversar sempre com os filhos adolescentes, deve-se usar e abusar do gestual. Até os gestos mais singelos têm um profundo poder de comunicação.

Acompanhei de perto um caso que mostra bem o poder da comunicação não-verbal. O pai de uma garota de 13 anos não permitiu que ela fosse acampar com o namorado e um grupo de amigos. Achava que ela ainda não tinha idade para acompanhá-los. Além disso, o namoro era muito recente e ele não sabia nada do rapaz. A filha ficou muito revoltada e parou de falar com o pai. O silêncio já durava duas semanas, e o pai não demonstrava o menor sinal de arrependimento. Apesar disso, ele sentia um forte desejo de quebrar aquele gelo, de se aproximar e demonstrar seu carinho. Começou então a deixar diariamente sobre a mesa do café-da-manhã o bombom favorito dela. Nos primeiros dois dias, a filha não tocou no doce. No terceiro, porém, ela colocou o bombom na bolsa e foi para a escola. Nos dias seguintes, continuou pegando o bombom, até que, uma semana depois, ela perguntou: "É você que está deixando um bombom na mesa para mim todo dia?". Ele disse que sim, e ela finalmente o abraçou.

O segredo para estabelecer contato com o adolescente é entrar no mundo dele. Isso não significa que os pais devem vestir-se ou falar como eles. A palavra-chave aqui é compreensão.

Certa vez, em meu consultório, uma mãe se queixou de que o filho ficava o tempo todo sentado na frente do computador. Praticamente vivia em função daquilo. "A gente não tem assunto, não dá para conversar", dizia ela. "Não sei o que faço." Sugeri a ela que experimentasse conversar com ele por intermédio do próprio computador. O curioso é que ela acabou descobrindo a página do filho no Orkut, a comunidade virtual onde os jovens se encontram, e deixou um recadinho para ele. Teve o cuidado de escrever na mesma linguagem que os jovens usam e lhe mandou "mts bjs" (traduzindo: muitos beijos). O garoto respondeu à mensagem da mãe e, a partir daí, eles começaram a trocar e-mails. Conversando depois com a mãe, ela me contou que o filho continuava passando horas no computador, mas agora conseguia se comunicar com ele. "Essa troca de e-mails criou algo em comum entre nós, um vínculo que antes não existia", disse.

Acho fantástico que os pais busquem formas alternativas para demonstrar aos filhos que são seus amigos e estão ali para o que der e vier. Mas todo esforço cairá por terra se não existir coerência entre o discurso e a prática. Se há algo que transtorna um filho, seja ele pequenino, seja adolescente, é aquela história de "faça o que eu digo e não faça o que eu faço". Se os pais proíbem o filho de comer no sofá da sala, eles também não podem comer. Se exigem o cumprimento das regras em casa, mas desrespeitam as leis do trânsito, o filho fica confuso e decepcionado. O que os pais ensinam com a linguagem verbal tem de ser reforçado pela linguagem não-verbal. Os filhos aprendem por meio de exemplos.

Rebeldes com causa

De maneira geral, o diálogo com o adolescente deve ser carinhoso. Frases curtas e ditatoriais como "Faça isso e não discuta" ou "Eu não quero e pronto" não funcionam com ele. O efeito acaba sendo justamente o contrário do desejado: o jovem se rebela. E com razão. Para evitar que isso aconteça, o segredo é conversar, argumentar, permitir que ele faça questionamentos e deixar claro por que as coisas têm de ser dessa ou daquela forma.

Também muito importante é o modo de abordar o adolescente com relação àquilo que ele fez ou deixou de fazer. Há pais que sabem que o filho chegou tarde da balada e assim mesmo perguntam com a maior cara-de-pau: "Que hora você chegou?". O que eles estão querendo é que o filho confesse seu "crime". Esse tipo de situação pode beirar o cômico, como quando perguntam ao filho se ele se esqueceu de apagar a luz do quarto. Ora, ela não está acesa? Se não foi o pai nem a mãe que se esqueceu de apagá-la, então só pode mesmo ter sido ele. Para que provocá-lo e chamá-lo para o conflito? Isso não leva a lugar algum.

No fundo, essa é uma estratégia que os pais adotam para fazer o filho confessar que errou. O triunfo aparente de ouvir uma confissão de culpa não serve absolutamente para nada. Ver o filho dizer, muitas vezes humilhado, que foi ele que quebrou o copo na cozinha fará com que se feche ainda mais. Pior ainda: se ele se sentir pressionado ou embaraçado, poderá tentar escapar da situação e, numa reação defensiva, mentir e dizer que não foi ele. O que o pai conseguiu? Agravar o problema que já existia, pois agora fez o filho mentir. A situação de conflito cresceu.

Se os pais sabem que o filho aprontou alguma, o mais indicado é fazer uma afirmação, não uma pergunta. Afirmar é um modo direto e assertivo de falar, mas não é o mesmo que acusar.

Não estou recomendando que se faça uma acusação do tipo: "Você deixou a luz acesa!". O ideal é dizer: "Parece que você deixou a luz acesa". Há uma grande diferença entre "Você não fez a lição!" e "Tenho a impressão de que você não fez a lição". Uma afirmação feita com tal sutileza dá chance ao filho de admitir seu erro sem estresse nem reações defensivas, possibilitando que o diálogo amigável e proveitoso prevaleça.

capítulo 4

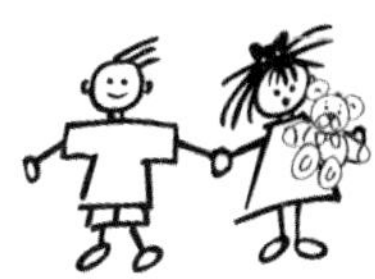

Meninos e meninas, sensível diferença

As diferenças entre os sexos vão muito além da anatomia e de alguns hormônios. Homens e mulheres têm habilidades específicas e se saem melhor em algumas atividades que em outras. O desenvolvimento emocional acentua essas diferenças.

Menina brinca com boneca, menino brinca com carrinho. Assim tem sido há tanto tempo que ninguém pára para pensar: por que será? O que determina as preferências e as afinidades de cada sexo? Trata-se realmente de preferências ou de comportamentos culturalmente herdados?

As respostas a essas questões estão num território que só há pouco tempo começou a ser mapeado pela ciência humana: o cérebro. Aprendi com o neuropediatra José Salomão Schwartzman que entre o cérebro do homem e o da mulher há diferenças fisiológicas e funcionais expressivas, que se traduzem no comportamento, nas preferências e nos interesses de cada um.

Na mulher, as funções cerebrais associadas ao relacionamento e à comunicação são mais desenvolvidas. Por isso é que as meninas têm preferência por atividades em que o relacionamento está presente, como brincar de boneca, de casinha ou de escolinha. O interesse por essas brincadeiras é natural, inato. Outro aspecto característico das meninas é a facilidade no domínio da linguagem, tanto a verbal como a não-verbal. Elas não apenas falam mais cedo como também falam mais, argumentam melhor e são mais desinibidas para se comunicar. Além disso, sua percepção das motivações e dos sentimentos do outro é maior que a dos meninos.

Uma experiência realizada na Escócia em 1999 pelo psicólogo Geraldo Fiamenghi mostra como as mulheres, desde muito cedo, têm maior interesse no relacionamento e na comunicação. Na experiência, bebês de 8 e 9 meses de vida foram colocados aos pares e deixados à vontade para interagir. Nos pares formados por duas meninas, a "conversa" era intensa, com muitos sons e agitação de braços e pernas. Nos pares formados por um menino e uma menina, era ela que começava a interação, estimulando o parceiro a se comunicar. Já nas duplas masculinas observou-se o nível de interação mais baixo.

Enquanto as mulheres, definitivamente, já nasceram para "discutir a relação", os homens são mais desenvolvidos nas funções cerebrais ligadas à lógica. Isso explica por que os meninos se entretêm tão bem com brinquedos de montar, adoram tirar as rodas dos carrinhos e desmontam objetos para ver o que existe ali dentro. Em comparação com as meninas, eles são mais individualistas e competitivos. Estão mais "na deles".

É importante ter essas diferenças em mente quando o assunto é estimular as crianças. Não se pode esperar que uma garotinha de 3 anos vibre com um lindo jogo de montar nem que um menino da mesma idade se apaixone por um boneco. Atividades autônomas e competitivas, como andar de bicicleta, correr e jogar bola, serão sempre preferência masculina, enquanto a menina preferirá a interação com uma ou duas amiguinhas para brincar de mamãe e filhinha com suas bonecas.

As meninas adoram comprar roupa. Já os meninos...

O desenvolvimento emocional de cada sexo acentua as diferenças. A menina identifica-se fortemente com a mãe, ao mesmo tempo que o menino se diferencia completamente dela. Com isso, é importante que se formem subgrupos familiares de acordo com os interesses comuns: de um lado, filhas e mães; de outro, filhos e pais. Isso não quer dizer que eles tenham de se isolar, formando os famosos clubes da Luluzinha e do Bolinha. A questão é que é prazeroso para a menina ser convidada pela mãe para ajudá-la a escolher uma roupa ou um sapato no shopping. Ela se sente o máximo ao entrar com a mãe no provador da loja e dar palpites sobre qual peça combina melhor com outra. A menina se encanta ao ver aquela mulher tão bonita e elegante à sua frente. Ir ao cabeleireiro, então, é o máximo – e será ainda mais prazeroso se a mãe eventualmente permitir que ela, eventualmente, também tenha suas unhas tratadas. Ao compartilhar "assuntos de mulher" com a mãe, a menina se sente valorizada e próxima daquela que é seu modelo para a vida adulta.

Em compensação, a última coisa que a mãe deve fazer é chamar o filho de 9 ou 10 anos para comprar roupas com ela – mesmo que sejam as roupas dele. Por mais que ele goste da mãe, não vê atrativos nesse programa. Não tem paciência para esperar enquanto ela vasculha minuciosamente cada vitrine. Na verdade, não liga muito para roupas. Para ele qualquer uma serve. Não está nem aí se combina ou não. O melhor que a mãe pode fazer é ir às compras sem carregá-lo junto e ela mesma escolher as roupas. Ele irá usar a camiseta e o short escolhidos sem contestar.

Obviamente, lidar com meninas é algo natural para a mãe, assim como cuidar dos meninos é mais fácil para o pai. Para lidar com o garotão, a mãe precisará redobrar seus cuidados e atenção. Se ela quiser fazer um passeio agradável com o filho, terá de escolher algo de que ele realmente goste. Ele vai adorar ir ao cinema, tomar sorvete, passear no parque ou ver revistinhas na banca. Uma ida ao shopping não está descartada, desde que seja para fazer uma compra que interesse a ele.

O menino sente-se valorizado quando a mãe aprecia o que ele faz. Se ela o levar para a aula de futebol e ficar para assistir ao treino, é bem possível que ele jogue com mais empenho só para fazer bonito. Na verdade, se a mulher tiver um pouco de espírito esportivo, poderá fazer muitas coisas com o filho e criar uma relação de companheirismo. Conheço uma mãe que ensinou seu menino a pescar, o que ela própria fazia quando era criança, na companhia do pai. Mais do que um hobby em comum, a pesca se tornou um canal de comunicação entre os dois.

A possibilidade de um pai conquistar o interesse da filha pela pesca, no entanto, é mais remota, pois ela não é tão ligada em esportes como o menino. Em compensação, a garota vibrará se o pai convidá-la para passear no shopping. Com seu irresistível charme, poderá conseguir que ele lhe compre o tênis da moda, uma nova roupa para à sua boneca ou para ela mesma. O pai, aliás, costuma ser mais flexível do que a mãe quando o assunto é pôr a mão no bolso para agradar à sua princesinha.

Na medida em que o pai demonstra interesse pelo mundo da filha e procura ser companheiro dela, a menina retribui com o interesse pelo mundo dele – como o trabalho, por exemplo. Curiosa, a filha quer saber onde o pai trabalha, o que ele faz, como se chamam os seus colegas, como é o escritório. É uma alegria para qualquer criança, ainda mais para a menina, conhecer o local de trabalho do pai, sentar-se na cadeira dele e mexer em tudo o que encontrar. Ela vai reparar na foto da família sobre a mesa, no cabide onde ele deixa o paletó, na figura que decora a tela do computador... Nenhum detalhe lhe passará despercebido.

Já na interação entre pai e filho, a tendência é que os dois se relacionem de igual para igual. Na companhia do pai, o menino encontra um grande amigo que lhe mostrará um mundo novo, repleto de grandes descobertas. Na companhia do filho, o homem acaba voltando a fazer tudo aquilo de que gostava quando era criança: empinar pipa, jogar bola, andar de carrinho de rolimã, brincar de autorama... O menino também pode ensinar ao "velho" como jogar seu videogame preferido. É importante que o pai aproveite essa fase da vida do filho para tornar-se o seu melhor amigo, pois um vínculo forte na infância tende a suavizar o distanciamento que normalmente ocorre entre os dois na adolescência.

Meninos e meninas na escola

As diferenças entre o cérebro masculino e o feminino são mais facilmente percebidas na escola, principalmente quando observamos o desempenho escolar das crianças. No início, a tendência natural é que as meninas se saiam melhor na escola, pois suas habilidades inatas são mais requeridas que as dos meninos. O aprendizado da leitura e da escrita, por exemplo, é extremamente agradável para elas, que capricham na caligrafia e enfeitam os cadernos com cores e pequenos desenhos. Isso lhes rende boas notas e, não raro, o elogio rasgado das professoras e dos pais. Vale lembrar também que, nesse início de vida escolar, há mais professoras do que professores. E é claro que essas professoras comandarão as aulas dentro de um estilo que será mais agradável para as meninas do que para os meninos.

O pior que se pode fazer nessa fase é comparar o desempenho dos meninos e das meninas. Esse modelo de educação, mais voltado para as habilidades naturais femininas, dá a elas certa vantagem sobre os garotos – o que não significa que eles não estejam assimilando aquilo que precisam aprender.

Fazer observações como "Sua irmã desenha melhor do que você" ou "Veja que bagunça é o seu caderno!" não traz nenhum benefício para o garoto. Na verdade, esse tipo de atitude dos pais fará com que o menino se sinta menosprezado. Vai mais atrapalhar do que ajudar.

Certo dia, em meu consultório, a mãe de um menino de 7 anos, que estava na primeira série, comentou que o filho não estava indo bem na escola: "Minha filha tirava notas ótimas em português, mas ele não consegue mais que um 6. Estou com medo de que não esteja aprendendo a escrever e repita de ano". Sugeri que ela procurasse a professora do filho e compartilhasse suas preocupações. Tempos depois, mais tranqüila, a mãe disse que havia descoberto o "problema" do filho: preguiça de escrever. As notas da prova não eram boas porque ele respondia às questões muito secamente, às vezes pela metade, e o esperado era que ele se estendesse mais nas respostas.

Felizmente, conforme os meninos avançam em direção ao ensino médio, seu desempenho melhora. Como têm mais habilidade para o raciocínio lógico, eles em geral se saem bem na solução de problemas de disciplinas como matemática, física, química ou geometria. Já as meninas, além de ter menos afinidade com essas matérias, tornam-se mais dispersas. Elas têm interesses variados. É a fase em que passam a andar em grupinhos, a falar sobre os meninos, a trocar bilhetinhos, a paquerar. Esse comportamento pode comprometer a concentração requerida pelos professores em classe. E aí é a vez de os pais das meninas se desesperarem com seu baixo desempenho na escola.

Classes exclusivas para meninos e para meninas

Outra área em que as diferenças são marcantes é a da noção de espaço. Se perguntarmos a uma garota como chegar a determinado lugar, ela dirá o seguinte: "Você pega a rua tal, vira à esquerda numa farmácia, passa a igreja e a banca de jornal e dobra à direita numa padaria com paredes amarelas que tem mesinhas para o pessoal tomar lanche". Ela ensina o caminho e enriquece suas dicas com um panorama geral de tudo o que existe ao longo desse trajeto.

O rapaz, por sua vez, dirá para seguir até o terceiro semáforo, virar à esquerda, andar três quarteirões e virar à direita. Dessa forma, de maneira objetiva, prática e direta. Ambos chegam ao mesmo local, embora sem usar a mesma forma de orientação no espaço.

Se um dia os métodos educacionais levarem em conta as diferenças entre o cérebro masculino e o feminino, os alunos poderão ter um desempenho mais homogêneo. Hoje já se cogita, entre os pedagogos e especialistas em educação, formar classes exclusivas de meninos e meninas para algumas disciplinas. Se a forma de raciocínio é diferente, eles também aprendem de modos diferentes. Dessa forma, nas aulas de matemática, os meninos iriam para uma sala e as meninas para outra. O mesmo aconteceria nas aulas de literatura ou artes.

É claro que nem todo mundo concorda com esse modelo, mas, quando observamos determinadas disciplinas, é visível a diferença de desempenho entre os sexos. No caso da matemática, por exemplo, é fácil perceber que elas decoram rapidamente a tabuada e têm facilidade de fazer cálculos. Os meninos, por sua vez, são mais eficientes na solução de problemas. O desenvolvimento da linguagem talvez tenha de ser mais estimulado entre os meninos, enquanto as meninas podem precisar de um suporte maior para o desenvolvimento lógico. Em comum, ambos precisam de um sistema de avaliação de desempenho que leve em conta suas habilidades e capacidades.

Outro aspecto, além das particularidades mentais, faz a experiência escolar ser diferente para meninos e meninas: o desenvolvimento emocional. Até a quarta ou a quinta série, os relacionamentos no grupo feminino são bastante competitivos. Essa é a época das panelinhas, na qual é tão difícil para a menina se manter no grupo quanto ficar à margem dele. Nessa fase, as meninas geralmente são instáveis. Brigam com a melhor amiga e, dali a uma semana, ficam "de bem" novamente.

Na semana seguinte, estão às turras de novo. Isso faz parte do desenvolvimento e do amadurecimento das jovenzinhas.

Já entre os meninos isso não acontece. Eles são mais solidários e mais leais uns com os outros, até mesmo para sobreviver num mundo que, nessa fase, é predominantemente feminino, pois têm mais contato com as mães e as professoras. Compartilham interesses pelo esporte, pelos jogos de computador e pelos filmes da TV. São mais companheiros. Em compensação, tendem a marginalizar as meninas. Querem é falar de futebol e discutir os últimos lançamentos de *games*.

Vamos namorar?

Da quinta série em diante, a ebulição hormonal da adolescência começa a despertar o interesse pelo namoro nas meninas. A animosidade entre as garotas desaparece, pois elas passam a contar umas com as outras – seja para compartilhar as venturas e desventuras naturais da idade, seja para se aproximar dos meninos pelos quais estão interessadas. O esquema funciona assim: se uma menina está interessada num menino, ela procura uma amiga dele para que esta faça a ponte. Nessa fase, a menina ainda não tem coragem de se aproximar do menino de maneira mais incisiva. Precisa que outra garota faça o papel de cupido e tente uma aproximação entre os dois.

As meninas levam muito a sério tais "alianças estratégicas" e têm um rigoroso código de ética para reger essas relações. Assim, se duas garotas estão interessadas no mesmo rapaz, a prioridade é de quem pedir à outra ajuda nessa aproximação. Da mesma forma, se a melhor amiga da garota namorou um menino, ele passa a ser "proibido" para esta última, pois namorar com ele significaria a exclusão do grupo.

Nessa idade, as meninas são fisicamente mais desenvolvidas que os meninos, o que desperta neles certo medo e, às vezes, também um pouco de indignação. Acontece que, instintivamente, elas começam a usar seu charme para conseguir algumas vantagens – como a boa vontade de um professor ao avaliar suas provas ou para ser atendidas antes que os meninos na cantina da escola.

Esse componente sedutor, que as meninas aprendem a utilizar de acordo com a necessidade, é uma arma poderosa. Embora não tenham a real intenção de seduzir ninguém, sabem que uma fala doce e educada é capaz de despertar a simpatia do sexo oposto. Os meninos, logicamente, não aprovam o uso desses expedientes femininos. Consideram-nos uma tática desleal. O curioso é que, lá pela oitava série, aos 14 anos, eles acabam também caindo nos truques de sedução das meninas...

O interesse pelo sexo oposto aproxima as meninas. Elas trocam confidências, segredinhos, bilhetes, diários. Quando não estão na escola, penduram-se no telefone ou na internet para continuar suas conversas inacabadas. Mas, apesar de só falar em meninos, evitam namorá-los. A razão é simples: elas adoram seduzir, mas não querem namorar. Isso porque, na fase inicial da adolescência, a menina idealiza o príncipe encantado. Sonha com o romance perfeito e o beijo inesquecível. Cria cenas de amor nos mínimos detalhes: cenário, frases, roupas, tudo. Na fantasia dela, tudo é tão maravilhoso que é melhor deixar a possibilidade de namoro no mundo imaginário.

Ela é capaz de se preparar toda para ir à festa onde encontrará o seu paquera, arrumar o cabelo, comprar uma roupa nova e, na última hora, resolve não ir ao encontro. E, se for, ficará fugindo dele a festa inteira. Pobre do menino, que não compreende esse comportamento. Já vi garotas combinarem de encontrar com a turma no shopping e desistirem do programa ao saber que o paquera também vai. E assim elas ficam no seu amor platônico, mais falado do que vivido, mais idealizado do que realizado. Esse comportamento vai até os 15, 16 anos, quando vem a constatação: "Estou encalhada. Nunca namorei". Chega a hora, então, de partir para o ataque – e ela começa a paquerar para namorar mesmo.

Para o menino, a decisão de namorar também é cheia de conflitos. Mas os motivos são bem distintos: ele tem de decidir entre a turma e a menina por quem está apaixonado. Ficar com os dois está fora de cogitação. Ao contrário da garota, que tem o incentivo das amigas nos assuntos sentimentais, o rapaz nem sonha em dizer aos amigos que está apaixonado. Se fizer isso, vai virar motivo de gozação do seu grupo.

Administrar essa situação é complicado. A tendência é que ele decida ficar com os amigos em vez de partir para o namoro. Nesse caso, a opção dele será "cair na vida", sair, se divertir e apenas "ficar" com as garotas que encontra nas festas. Nada de compromisso sério. A opção pelo namoro pode acontecer, no entanto, caso ele tenha irmãos e amigos que já namoram. Isso só vai mudar depois dos 18 ou 19 anos, quando os amigos começam a namorar para valer, porque o garoto vê os colegas apaixonados e fica estimulado a também experimentar um relacionamento.

O QUE OS PAIS PODEM FAZER?

No meio dessa guerra dos sexos, os pais ficam completamente perdidos. Não sabem como agir, o que dizer, como orientar os filhos. Na verdade, eles precisam, antes de mais nada, aceitar que as coisas hoje são muito diferentes de como eram no seu tempo. Isso, por si só, já ajudará muito. A experiência de "ficar", que tanto apavora a maioria dos pais, deve ser encarada com naturalidade e considerada até mesmo desejável. Afinal, esse relacionamento com um jovem do outro sexo proporciona os primeiros contatos afetivos sem a exigência de um compromisso mais sério, sem a pressão de "dar certo". Os pais também devem entender que o ideal de namorado que têm para os filhos dificilmente se tornará realidade. Precisam superar o ciúme e as expectativas e deixar que os filhos descubram, por si mesmos, o que é melhor para eles.

Quanto mais apoio e suporte os pais derem ao namoro dos filhos, melhor. Uma boa maneira de demonstrar isso é trazer o namorado ou a namorada para dentro de casa, tratá-lo como alguém da família, facilitar ao máximo a vida do jovem casal. Se os pombinhos não tiverem carro, os pais poderão se oferecer para levá-los ou buscá-los no cinema, numa festa qualquer ou na casa de um amigo. É preciso que os pais saiam com o casal para comer uma pizza ou pegar um cineminha.

Essa convivência é importante para os jovens e ainda revelará aos pais se os valores e a educação que transmitiram ao filho são compatíveis com os do companheiro. Se a discrepância for muito grande, os primeiros a perceberem e se incomodarem com isso serão os próprios filhos. O maior erro nessas circunstâncias é rejeitar o namorado ou a namorada e não permitir que freqüente a casa. Afinal, na ótica do adolescente, tudo o que é proibido é mais interessante...

capítulo 5

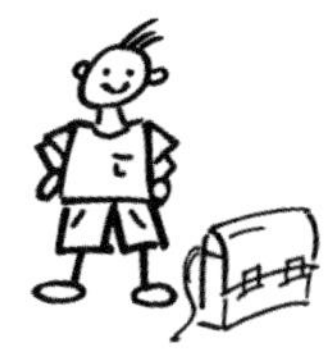

Qual é a melhor escola?

Ao escolherem a melhor escola para o filho, os pais devem optar por aquela cujo método de ensino seja compatível com a educação que é dada em casa. Essa escolha repercutirá no resto da vida dele.

Quanta coisa passa pela cabeça dos pais quando chega a hora de escolher o lugar onde o filho irá estudar! O que não falta são questionamentos e dúvidas:

"Que tal matriculá-lo na escola mais famosa da cidade, aquela que sempre aparece em primeiro lugar no ranking das melhores?"

"Quem sabe o mais indicado seja escolher um colégio com ensino puxado, de onde o filho sairá preparado para o vestibular?"

"Ah!, tem uma escola pertinho de casa que é uma boa opção; inclusive várias crianças da vizinhança já estudam lá."

"Talvez o melhor seja o colégio onde a mãe estudou, pois lá a qualidade de ensino é comprovadamente boa."

Embora todos esses critérios sejam válidos e devam ser levados em conta na escolha, há um que precisa estar em primeiro plano: a compatibilidade da escola com a filosofia de vida da família. Isso não torna a escolha mais fácil, pois há uma grande variedade de opções a considerar. Existem as escolas tradicionais, as religiosas, as ecológicas, as bilíngües, as construtivistas, as sócio-interativistas... Algumas escolas ligadas a correntes teosóficas, por exemplo, ensinam as crianças a não ver televisão. Os pais compartilhariam dessa posição?

Em meio a essa diversidade cada um tem de escolher aquilo que mais se aproxima do seu estilo de vida e de seus valores. A escola é uma extensão da casa da criança, um local onde se dá a continuidade da educação familiar. Se não houver coerência entre os princípios da escola e os da família, o mínimo que poderá acontecer é o aluno ter dificuldades de adaptação. Imagine o que não enfrentará, num colégio conservador e rígido, a criança que recebe uma educação liberal em casa.

Às vezes, os pais não fazem idéia das dificuldades que essa diferença de princípios pode trazer para a vida da família. Um exemplo disso é o caso de um menino que acompanhei em meu consultório cujo comportamento mudou radicalmente depois que entrou na escola. O garoto, que sempre fora uma criança alegre, espontânea e tranqüila, passou a apresentar sintomas de tensão emocional. Tornou-se agressivo com os irmãos, com os amiguinhos e até mesmo com os pais. Logo descobrimos que o motivo para essa mudança estava na escola, que dava muita importância ao desempenho e incentivava a competição entre as crianças. Esses valores eram muito diferentes dos que o garotinho recebia em casa, causando um choque e um desconforto que deu muito trabalho para reverter.

Não existe escola perfeita

É preciso haver sintonia entre a informação recebida dos professores e a transmitida pelos pais. Se a escola disser que não é bom ver televisão mas a família não tiver nada contra, a criança ficará confusa – ou, o que é pior, poderá achar que o que dizem na escola não é verdade, o que é péssimo para seu desenvolvimento. A compatibilidade entre o ambiente doméstico e o escolar também tem de ser levada em conta. É um grande contra-senso, por exemplo, fazer sacrifícios para pagar um colégio caro e, ao mesmo tempo, criticar o estilo de vida e os valores elitistas dos colegas do filho. Seria melhor, então, matricular a criança numa boa escola, porém não tão cara, onde não haveria discrepância entre o modo de vida do filho e o dos colegas.

É muito prejudicial à criança sentir desconforto em relação à escola – seja porque ela não gosta do ambiente, seja porque os pais fazem críticas ao método de ensino, discordam das informações dadas pelos professores ou desabonam as atitudes da diretoria. Uma vez que os pais tenham escolhido uma escola adequada para o filho, é importante que a valorizem, o que faz a criança também se sentir valorizada e apoiada. Ela precisa saber que os pais confiam na escola. Isso estimula a confiança e o respeito do aluno pelos professores.

Não existe escola perfeita, é claro. Como tudo na vida, ela terá também alguns defeitos. Então os pais devem se questionar: esses defeitos são toleráveis? Em caso positivo, bola para a frente, mas com um detalhe: essas falhas não devem ser criticadas abertamente na presença do filho. Em caso de resposta negativa, é hora de mudar de escola, apesar do desconforto inicial que o filho sofrerá por causa da readaptação a uma nova instituição.

Por todos esses motivos, a escolha do colégio do filho precisa ser feita com calma e critério. Uma decisão pouco amadurecida poderá dificultar a já delicada adaptação da criança ao novo ambiente. É claro que ela, quando pequena, prefere permanecer no aconchego do lar e cercada das atenções da família a ser introduzida num lugar cheio de pessoas estranhas. Se, porém, há confiança dos pais na escola, eles se sentirão mais seguros para vivenciar a adaptação do filho. A maioria esmagadora dos problemas de adaptação escolar acontece por causa dos pais, pois eles ficam inseguros quanto à escolha que fizeram e a criança, com seu radar infalível, percebe essa insegurança. Um reflexo disso são as cenas de mães que choram mais do que os filhos na porta da escolinha, como se entregá-los às professoras fosse o mesmo que mandá-los para a cova dos leões.

Outro fator que deve ser cuidadosamente levado em conta na escolha da escola é o período em que a criança vai estudar. Como psicóloga e mãe, eu entendia no início que o melhor para a criança era estudar meio período, pois assim ela teria tempo livre para ficar em casa, praticar algum esporte ou ter aulas de música. Como profissional liberal, sempre tive disponibilidade para levar meus filhos para lá e para cá. Hoje, não penso mais dessa maneira. As boas oportunidades de emprego para a mulher exigem, em geral, período integral, o que torna cada vez mais rara a disponibilidade da mãe para levar a criança a cursos complementares, esportes e tudo o mais. Em decorrência disso, o período de permanência do aluno na escola está sendo ampliado, o que pode ser altamente positivo.

LIÇÃO DE CASA

A vantagem do período escolar integral é a inclusão de muitas das atividades complementares que as famílias são obrigadas a buscar em outros lugares. Outra, muito importante: o aluno passa a fazer as tarefas na escola, sob a supervisão do professor. Quer dizer, extingue-se a lição de casa, e a criança pode usar o tempo livre inteiramente para o lazer familiar, para estar com os pais e curti-los.

Para o pai e a mãe que passam o dia trabalhando, o momento da tarefa escolar dos filhos costuma ser tumultuado. Quando chegam em casa, tarde da noite, percebem que o filho preferiu brincar o dia todo a fazer os exercícios de matemática. Ora, claro que é muito mais prazeroso para a criança brincar. Nem seria justo condená-la por tal procedimento. Qualquer um de nós preferiria o mesmo. O problema é que começa aí uma série de brigas e bate-bocas entre os pais e a criança, que costumam terminar com ela chorando copiosamente e se trancando no quarto. E a lição fica por fazer. Não seria melhor poder jantar tranqüilamente e conversar com as crianças sobre o que aconteceu ao longo do dia, ver TV juntos ou brincar com elas? Mas há sempre a bendita lição de casa para fazer.

Quando isso acontece, pais e filhos deixam de ser amigos que se divertem juntos e passam a exercer os papéis de professor e de aluno. Em vez de ler uma história para o filho, o pai ou a mãe fica ali tomando a tabuada ou corrigindo o ditado, funções do professor. Para piorar, o pai ou a mãe, que já chegaram mentalmente esgotados do trabalho, tem ainda de tirar as dúvidas de álgebra do filho. Não há harmonia no lar que resista a esse quadro.

Há muitas maneiras de estimular a curiosidade e incentivar o aprendizado da criança de maneira lúdica. Afinal, o professor dá o esqueleto, cabe aos pais preenchê-lo. Eles precisam ficar atentos ao que o filho está aprendendo na escola e contribuir com elementos que ampliem seu conhecimento. Se a lição de casa não é criativa, os pais podem dar a ela um colorido especial. Assim, se o filho está estudando a Inconfidência Mineira, por exemplo, os pais podem mostrar como a luta pela liberdade ocorre hoje no mundo inteiro. Se viram que está passando uma peça ou um filme que tratam de temas semelhantes aos que o filho está estudando, podem levá-lo ao cinema ou ao teatro, procurando desse modo ampliar seu interesse pelo assunto.

Mais do que um simples professor

É comum, ao conversarmos com nossos avós ou pessoas mais idosas, ouvir relatos sobre o comportamento dos professores no passado. Há histórias de arrepiar sobre castigos, palmatórias e visitas à sala do diretor para levar uma bronca ou até mesmo uma suspensão. O professor era uma figura de extrema autoridade, temido pelos alunos. Com um olhar de reprovação, era capaz de congelar o aluno indisciplinado – e, se o olhar não bastasse para restabelecer a ordem na sala de aula, ele podia apelar para métodos mais convincentes como a expulsão da sala. O professor também tinha permissão para aplicar castigos físicos à criança, gritar com ela, mantê-la de pé por horas no canto da sala, fazê-la ajoelhar no milho. E pensar que tudo isso acontecia apenas algumas décadas atrás... Era impossível para qualquer criança ir alegre e satisfeita para a escola nessas condições.

A atitude do professor mudou muito, mas sua importância como difusor de conhecimento continua vital. Ele é o mestre, o orientador, o guia, a pessoa capaz de transmitir não só lições de português ou matemática, mas também lições de vida. Por mais que tenha deixado de ser a figura temida de tempos atrás para se tornar uma pessoa cativante, interessante e amigável para o aluno, precisa ser respeitado. E, para ser respeitado, deve impor respeito – o que não tem nada a ver com ser temido.

Fico realmente preocupada quando vejo algumas escolas adotarem métodos de ensino que esvaziam o papel de mestre, transformando-o no que chamam de facilitador. É o que acontece, por exemplo, em boa parte das escolas baseadas na teoria construtivista. Essa metodologia torna a criança não um aprendiz, mas uma construtora do próprio conhecimento, o que acaba quebrando a preciosa hierarquia mestre-aluno. A criança é mais respeitada e valorizada por esse modelo, o que é altamente positivo, mas a figura do professor fica limitada à apresentação do material que será usado para a construção do conhecimento. Ou seja, ele não se coloca como mestre, alguém que tem algo a ensinar, mas como mero coadjuvante do ensino.

Do ponto de vista da formação psicológica da criança, isso não é nada bom. O professor deixa de exercer o papel de autoridade – não apenas autoridade disciplinar, mas em conhecimento também. E a criança, que já se julga o centro do mundo, pode desenvolver a idéia de que, se pode ser autodidata, se não tem nada a aprender com o professor na escola, também não tem nada a aprender com qualquer pessoa na vida.

Na visão dessa criança, qualquer regra estabelecida pelo professor passa a ser questionável, pois ela não tem uma relação de respeito com ele. Ele passa a lição para ser feita em casa, mas essa tarefa é considerada chata pela criança. Como conseqüência, ela se recusa a fazê-la. E por que faria, se não tem necessidade de gratificar o professor? Gratificar a mãe ou o pai é o que leva o filho a fazer certas coisas a pedido deles, como guardar um brinquedo jogado no meio da sala. Se não há uma relação hierárquica com o professor, porém, a criança não vê motivos para gratificá-lo. Na verdade, ela passa a agir para gratificar a si própria.

Essa é uma das razões pelas quais o papel do professor perdeu muito de sua importância nas escolas. Não é à toa que muitos professores dizem já ter ouvido de alguns alunos frases como "É meu pai quem paga o seu salário" ou "Você é meu empregado". Não há respeito pelo mestre nem valorização de seu papel. Há professores que nem se sentem no direito de cobrar a lição de casa – que, se existe, deve ser cobrada –, pois acreditam estar punindo os alunos que não a fizeram. E a criança que faz a tarefa direitinho, como fica nisso tudo? Desmotivada, é claro. Sente-se uma boba. Ela percebe que, fazendo ou não a lição, todos passarão de ano do mesmo jeito. Então, por que fazer?

INTELIGÊNCIA EMOCIONAL

Atualmente, uma grande preocupação dos especialistas no ensino é a reestruturação do papel da escola e do professor. Começa-se a perceber que a aplicação de teorias psicológicas e pedagógicas que tiveram sua importância no passado talvez não sirva, na sua totalidade, nos dias de hoje. Podem ter efeitos colaterais indesejáveis, como estimular o desenvolvimento de uma criança onipotente e prepotente, que acha que sabe mais que o professor, os pais e todo mundo. Ela passa a se sentir o máximo. Está acima de tudo e de todos. Nessas condições, não vê ninguém em posição de lhe transmitir algum ensinamento. A tendência dessa criança é se fechar para o aprendizado com o outro, o que pode ser catastrófico para ela mais tarde.

Trabalhos recentes nas áreas da educação e da psicologia mostram que a criança precisa aprender com quem sabe mais do que ela. O homem desenvolve sua inteligência mediante o relacionamento com outras pessoas. É o que chamamos de inteligência emocional, uma troca entre quem sabe e quem não sabe. Por isso é fundamental que o professor exerça o papel de mestre e que o aluno seja o aprendiz. Os papéis precisam ser preservados, é apenas a relação entre as duas partes que muda. O professor, em vez de impor respeito com o autoritarismo de antigamente, conquista a admiração da criança com sua motivação para ensinar, despertar o seu interesse e cativá-la. E, assim, reconquista o respeito do aluno.

O desenvolvimento de uma relação sadia com o professor tem efeitos que se prolongam por toda a vida. Na fase adulta, quando deparar com um assunto que desconhece, a pessoa se abrirá naturalmente para o aprendizado daquele conhecimento, evoluindo do ponto de vista cultural, humano e profissional. O aprendizado não tem fim.

Por outro lado, se a criança for levada a crer que é capaz de construir seu conhecimento sozinha, certamente terá problemas de relacionamento com quem exerce uma função de autoridade em sua vida – um chefe, por exemplo. Complicado, não é?

Outro aspecto importante do papel do professor é que não se pode confundir a função dele com a dos pais, e vice-versa. A tarefa de educar cabe aos dois, mas em esferas diferentes. Quem tem de cuidar para que a criança tenha uma letra legível ou mantenha os cadernos em ordem é o professor, não os pais. Se a criança diz palavrões ou briga muito na escola, esse é um problema dos pais, não do professor. Quando esses papéis são compreendidos e bem exercidos, a função dos pais e dos mestres complementa a educação da criança.

Mudança de escola

Por vários motivos, são poucas as crianças que permanecem na mesma escola do começo ao fim da sua vida letiva. Nas grandes cidades, a mudança de casa pode facilmente provocar a transferência escolar, uma vez que é muito desgastante percorrer longas distâncias e perder horas no trânsito no percurso casa-colégio-casa. Também pode acontecer de a família ter de mudar de cidade porque um dos pais recebeu uma boa oferta de emprego. Outra causa bastante comum da mudança de escola é a questão financeira: em tese, qualquer família pode passar por um período de dificuldades e não ter condições de continuar pagando o colégio que idealizou para os filhos.

Para as crianças pequenas, que têm grande capacidade de adaptação, essa mudança tende a ocorrer sem maiores dificuldades. Não há necessidade de discussão nem de muitos esclarecimentos sobre as razões da transferência para outra escola. Mas no caso de pré-adolescentes, lá pelos 10 ou 12 anos de idade, a transferência é acompanhada de muitos protestos. Ocorre que, nessa faixa etária, os filhos têm um histórico de relacionamento. Já criaram raízes, fizeram amizades e relutam em deixar a turma. Estão também ambientados com a escola e com seu espaço físico.

Quando a ocasião permite, os pais devem consultar os filhos sobre a possibilidade de trocar de escola. Caso a mudança seja inevitável, resta convencê-los de que a situação não é tão ruim como parece. Hoje, com todas as possibilidades de comunicação via internet, com MSN, Orkut e tudo o mais, os relacionamentos de amizade sobrevivem perfeitamente no meio virtual. Um bom argumento é dizer aos filhos que eles vão manter as antigas amizades e, de quebra, fazer outras novas. O círculo de relacionamentos irá aumentar.

Nessa conversa, só uma palavra não pode ser usada em hipótese alguma: *perda*. Aliás, não só nessa mas em qualquer outra situação de mudança é preciso destacar o que o filho vai ganhar, e não o que irá perder. Deve-se salientar os ganhos para motivar a criança a criar expectativas muito positivas em relação à mudança.

Há casos, no entanto, em que o desejo de mudar de escola parte do próprio filho. De repente, a escola que os pais tanto sonharam para ele não lhe está agradando. Por mais que se esforce, ele não consegue se adaptar, fazer amizades, relacionar-se. Os pais jamais devem ignorar um apelo desses. O mínimo que precisam fazer é conversar com a criança para conhecer as razões da insatisfação. Muitas vezes pode haver algum problema de relacionamento com professores ou com colegas, o que tem de ser esclarecido.

Caso os pais cheguem à conclusão de que é melhor mesmo mudar de escola – independentemente se são eles ou se é a criança que deseja a transferência –, devem assumir o controle da situação. Cabe a eles, e não ao filho pequeno, escolher o novo local de estudo. Já no caso de filhos pré-adolescentes, pode-se discutir com eles as opções, mas ainda assim é importante que a decisão final seja dos pais. Permitir que os filhos decidam sobre um assunto dessa importância é transferir a eles uma responsabilidade que ainda não estão preparados para assumir. Afinal, se a mudança não der certo, eles poderão se sentir culpados e amargar uma experiência negativa em relação às mudanças. Se isso acontecer, sempre que houver qualquer alteração na vida deles, passarão por um grande desgaste emocional.

Quando o jovem em questão é um adolescente, a decisão sobre a mudança pode ser deixada a critério dele. A partir dos 14 anos, o filho tem condições de assumir essa responsabilidade e arcar com todas as conseqüências de sua decisão. É de se esperar, inclusive, que ele deseje mudar de escola porque está preocupado com seu preparo para o vestibular dentro de dois ou três anos ou porque quer deixar o período integral para ter mais tempo livre em casa, para namorar ou praticar esportes.

É muito comum que os alunos do ensino médio debandem da escola em pequenos grupos, pois querem manter os laços de amizade e ao mesmo tempo ter experiências novas em outra escola. Nessa idade é normal surgir uma grande vontade de se aventurar e quebrar padrões antigos. Muitos adolescentes começam a tramar sua saída da escola já na sétima série para, no ano seguinte, proclamar sua revolução.

Ter a chance de mudar e assumir a responsabilidade pela mudança é muito positivo para o crescimento do jovem. Por isso o melhor que os pais fazem é respeitar a vontade dele. A experiência pode não dar certo? Claro que pode. Mas isso também não será o fim do mundo. Há sempre a opção de voltar para a escola antiga ou partir para uma terceira. Toda experiência implica correr riscos, o que também é importante para o amadurecimento de um filho.

A escolha da faculdade

Aos pais que me perguntam até que ponto podem ajudar o filho a escolher um curso universitário, costumo recomendar calma. Esse é um momento importante na vida dele, e o pior que se pode fazer é apressá-lo. Quanto mais tardia essa escolha for feita, melhor. Do que o jovem menos precisa nessa hora é ser pressionado ainda mais do que vem sendo. Nessa etapa da vida, o que ele mais ouve dos amigos, professores e pais é a pergunta fatídica: "E aí, vai prestar vestibular para quê?". Há quem costume interpretar essa pergunta de outra forma, algo como: "Para o que você vai prestar (na vida)?". Como se, aos 17 anos, uma pessoa já tivesse condições de saber inequivocamente qual é o melhor caminho de vida para ela.

Assim, se o filho ficar indeciso sobre o curso que vai fazer até o último dia de inscrição para o vestibular, tudo bem. Os pais devem ter paciência. Essa é uma decisão difícil, que precisa ser muito amadurecida. E, se ele passar no vestibular e começar a fazer uma faculdade mas decidir largá-la um ou dois anos depois, tudo bem também. É melhor interromper um curso antes de terminá-lo do que se formar e descobrir que "não era bem aquilo" que gostaria de fazer profissionalmente.

Uma contribuição que os pais podem dar é tentar mostrar ao filho o que ele definitivamente não gosta de fazer. Se, por exemplo, ele detesta as disciplinas exatas, isso logo de cara exclui engenharia, economia, arquitetura, computação e uma série de outras carreiras que requerem cálculos e habilidades lógicas. Excluídas as opções "sem chances", é mais fácil para o jovem pensar em cursos que tenham a ver com ele e buscar informações a respeito.

Os pais também têm a opção de financiar uma orientação vocacional para o filho. Os profissionais mais atualizados nessa área oferecem, atualmente, uma orientação em três níveis. No primeiro é feito um teste que aponta as habilidades cognitivas do jovem. Estudam-se também o temperamento, as funções de consciência e o tipo psicológico dele. No segundo nível descobrem-se os interesses profissionais – interesses que, muitas vezes, nem ele mesmo sabe que tem. No terceiro é feito um cruzamento dos resultados dos dois níveis anteriores e são indicadas opções de carreira financeiramente viáveis para aquele jovem e as que lhe proporcionarão mais satisfação.

É importante que a orientação vocacional ajude o futuro profissional a considerar essas duas dimensões da escolha – resultado financeiro e prazer –, pois nem sempre elas andam juntas. O jovem pode ter grande aptidão e interesse na área da física, por exemplo, mas o mercado de trabalho para essa carreira raramente oferece um salário à altura do padrão de vida pretendido. Então, das três, uma: ou o jovem assume que será mais feliz sendo físico e muda suas pretensões de padrão de vida, ou segue uma carreira similar com melhores perspectivas de remuneração ou então se conscientiza de que precisará tentar a carreira de físico em outro país.

Nunca é demais frisar que a participação do pai e da mãe na escolha da profissão do filho deve ser a mais imparcial possível. Em outras palavras: nada de querer influenciá-lo a seguir esse ou aquele caminho. No fundo, no fundo, os pais adorariam que o filho seguisse a profissão deles ou tocasse seus negócios. Mas esse é o momento de se manterem neutros.

Quando minha filha era pequena, ela costumava dizer que queria ser duas coisas quando crescesse: mãe e psicóloga. Dei graças a Deus quando ela resolveu ser arquiteta, pois costuma ser muito complicado para o filho seguir a profissão de um dos pais, uma vez que as comparações são inevitáveis. O filho pode se tornar um profissional melhor que o pai, o que talvez seja motivo de orgulho para o velho porém é problemático para o jovem, que pode se sentir mal ao ser reconhecidamente melhor. Há uma série de exemplos de pessoas famosas cujos filhos não se deram bem seguindo a mesma carreira. E, quando isso acontece, a experiência se torna dolorosa tanto para o pai quanto para o filho.

Muita gente imagina que seguir o caminho profissional dos pais é a alternativa mais fácil. Em geral o filho pensa que, além de ter sempre à mão alguém para orientá-lo, é perfeitamente possível contar com uma forcinha para conquistar espaço no mercado, relacionar-se com futuros clientes e "pegar carona" no sucesso conquistado. É como se as portas se abrissem mais facilmente.

Há filhos de cantores famosos que se deram bem seguindo as pegadas dos pais. De maneira geral, no entanto, seguir a carreira dos pais acaba sendo sempre a opção mais difícil. O jovem que assume os negócios da família não se sente respeitado como profissional, pois sabe que sempre será o "filho do dono". Alguns, inclusive, fazem questão de ter uma experiência de trabalho em outras empresas, onde podem provar seu valor para si mesmos, e só depois disso assumem um lugar nos negócios do pai.

É claro que o jovem não deve desistir de seguir sua vocação profissional só porque ela é a mesma do pai. Nesse caso, ele pode evitar as comparações optando por atuar numa área diferente. Se o pai é cirurgião cardíaco, o filho pode ter outra especialização. De qualquer forma, o que importa para os pais é ver o filho realizado na profissão, seja ela qual for. Só isso já faz todas as notas baixas, as lições de casa, as tabuadas e os bilhetinhos da diretoria valerem a pena.

capítulo 6

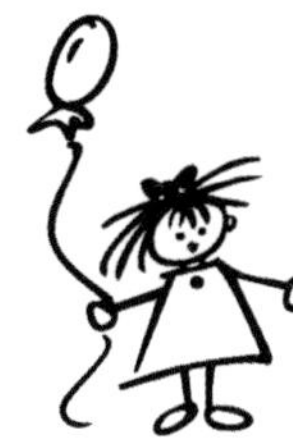

Proteção na dose certta

O mundo está se transformando num lugar cada dia mais perigoso. A tendência natural dos pais é procurar superproteger os filhos, mas esse é um erro grave. É possível, no entanto, proporcionar a segurança desejada sem sufocar o desenvolvimento da autonomia das crianças.

A natureza é sábia. Os pais deveriam, de tempos em tempos, buscar nela inspiração e sabedoria para lidar melhor com os filhos. Quando chega a hora de um passarinho nascer, por exemplo, a mãe começa a bicar a casca e o ajuda a sair do ovo. Por vários dias, ela precisa mantê-lo vivo com o calor do próprio corpo e só se afasta do ninho para lhe trazer comida. Indefeso, pelado e de olhos ainda fechados, o passarinho só sabe abrir o bico para receber o alimento. O tempo passa, as penas do passarinho crescem e a mãe continua alimentando-o. Quando ele está todo emplumadinho e suas asas já estão suficientemente desenvolvidas, a mãe o empurra para fora do ninho porque sabe que ele é capaz de voar por si só. Dali para a frente, é com o filhote. A mãe cumpriu sua função e cabe a ele se aventurar pelo mundo, aprender a se proteger dos predadores e obter o próprio alimento. É hora de se enxergar como um passarinho adulto.

Nós, seres humanos, também precisamos cuidar intensamente dos nossos indefesos filhotes para que eles sejam capazes de sobreviver e encarar o mundo. Nós os nutrimos e aconchegamos, ensinamos a eles as primeiras palavras, amparamos seus primeiros passos, nos devotamos ao seu crescimento. Mas quando chega a hora de empurrá-los para fora do ninho... Bem, terminam aí nossas semelhanças com os passarinhos. Nosso mundo é mais complexo e precisamos continuar com a missão de protegê-los mesmo quando os filhos se sentem preparados para assumir o controle da situação.

Os fatores de risco para os filhos que identificamos hoje são diferentes, mais preocupantes e numerosos que os existentes na época em que fomos criados. O mundo tornou-se mais hostil e violento. E, em conseqüência desse universo de perigos, criamos novos fatores de proteção.

Não podemos deixar as crianças andar sozinhas na rua e muito menos atravessá-la sem a orientação de um adulto. Até mesmo ir à padaria sozinhas se tornou algo inimaginável para muitos pais. O que dizer então de o garoto pegar um ônibus para visitar a avó... É preciso tomar precauções em toda saída de casa do filho, seja para passar a noite na casa de um amigo, seja para ir ao cinema num shopping ou a uma festa de aniversário.

Como os riscos estão por toda parte, a tendência dos pais é tentar criar um escudo de proteção ao redor dos filhos. Com isso, têm a ilusão de que nada poderá afetá-los desde que permaneçam debaixo de suas asas. Mas sempre chegará o dia em que eles terão de alçar vôo sozinhos. E, se não estiverem preparados, o que é comum no caso de filhos superprotegidos, poderão se dar muito mal por causa da inexperiência.

Superproteger o filho é o mesmo que tentar mantê-lo seguro no ninho pelo maior tempo possível. Isso o debilita e fragiliza, pois ele não recebe o preparo necessário para sobreviver no mundo exterior. Não desenvolve autonomia e torna-se muito dependente, pois espera que os outros conheçam suas necessidades e se antecipem em satisfazê-las. Tem dificuldade para afirmar o que quer porque se acostumou a ficar com "o bico aberto", à espera de ser suprido. Não consegue nem parar para pensar em coisas como "do que eu tenho vontade", "o que faz bem para mim" ou "o que me dá satisfação" porque sempre foi um satélite de alguém que realiza todos os seus desejos.

LIBERDADE *VERSUS* PROTEÇÃO

Pais superprotetores não fazem idéia de que, na tentativa de defender o filho, estão na verdade dificultando a vida dele. A criança terá muita dificuldade de cuidar de si mesma, até quando se tornar adulta. Emocionalmente, será sempre a criança frágil que precisa de alguém que a proteja, que lhe indique o caminho e dirija sua vida.

A tendência à superproteção é mais comum – e mais avassaladora – na mulher do que no homem. Uma mãe "normal", que cria os filhos de maneira equilibrada, consegue amenizar os exageros de um pai superprotetor, mas um pai "normal" não é páreo para uma mãe superprotetora. O fato de as mães serem mais sujeitas a esse comportamento é favorecido pelo papel materno, pois a sobrevivência do bebê depende muito do calor, da proteção e da nutrição que a mãe lhe dá. Mas a mãe também tem o papel de estimular o crescimento e ensinar a criança a se cuidar sozinha. Quando esse papel não é bem desempenhado, porém, ela acaba criando o filho para permanecer em sua órbita, e não para o mundo.

Na psicologia, a superproteção é vista como uma condição patológica, ou seja, uma doença, uma vez que debilita a criança. Sem dúvida há um componente patológico na mãe (ou no pai) também, já que o comportamento superprotetor só pode vir de uma pessoa que não se sente segura no mundo e se torna refém dos fatores de risco. O sonho de toda mãe superprotetora é o de fazer um seguro com Deus e ter 100% de imunidade contra os perigos da vida. Mas como Deus não é segurador e ninguém pode ter segurança total contra nada, a pessoa fica paralisada pelo medo e não deixa o filho crescer. Transfere para ele temores, inseguranças e questões não resolvidas consigo mesma.

Apesar disso, nem tudo está perdido. Por mais protetores que sejam os pais, nunca é tarde para virar esse jogo e afastar de vez fantasmas e temores. Qualquer mãe ou pai que fizer uma avaliação objetiva dos fatores de risco terá condições de encontrar maneiras também objetivas de lidar com a proteção do filho de acordo com cada situação.

Muitos pais têm dúvidas sobre se estão ou não exagerando nos cuidados com os filhos. Uma boa forma de avaliar isso é comparar sua postura com a de seu círculo de amigos e parentes. Se o filho é o único que nunca dorme na casa dos amiguinhos, não vai ao cinema, não acompanha os passeios da escola nem jamais viaja para um acampamento de férias, algo está errado.

Aquilo que a maioria dos pais faz em relação à segurança e proteção dos filhos pode ser considerado padrão de normalidade. É claro que nem tudo o que os outros fazem se aplica a todo mundo, pois cada família tem seu contexto e seus costumes. Por isso é muito importante usar o bom senso.

Mesmo com todos os perigos e ameaças do mundo exterior, não se pode transformar o filho num ET. Toda criança precisa ser inserida no convívio social e se sentir parte de um grupo. Pais que batem muito na tecla "No meu tempo as coisas não eram assim" e não deixam os filhos dormir fora de casa, viajar com os amigos, namorar ou passear acabam criando problemas para eles e para si mesmos. É preciso encarar a realidade e assumir os padrões de normalidade para ter condições de julgar o que é aceitável, o que é justo, o que é legítimo.

É perfeitamente possível proporcionar a liberdade de que o filho precisa para crescer e lhe garantir a proteção adequada. Quando os pais fazem uma avaliação objetiva dos fatores de risco, têm condições de encontrar maneiras também objetivas de lidar com a proteção do filho de acordo com a situação. E para cada fase da vida do filho é preciso agir de maneira diferente.

• Crianças

Os pais das crianças pequenas, de até 5 ou 6 anos, se sentem donos da situação até que começam a surgir os inevitáveis convites para o filho passar o dia ou dormir na casa do amiguinho. Mais cedo do que eles imaginavam, aquele pequeno ser, que até então vivia tão seguro no aconchego do ninho familiar e dentro de uma rotina confortável, quer conhecer os ninhos de outras famílias. Uma lista de preocupações passa pela cabeça dos pais. Será que a casa desse amigo oferece condições de segurança para o filho? Será que os pais do amigo são do tipo que cuida de criança direito? Será que lá há grades nas janelas? Será que eles têm cachorro? Será...

Num caso como esse o melhor a fazer é não ficar fantasiando e adotar uma postura mais ativa. Isso significa conhecer melhor os pais do amiguinho que quer que ele durma em sua casa. Numa conversa, pode-se perguntar informalmente das condições de segurança, se há grades de proteção nas janelas ou se têm cachorro, por exemplo. É preciso observar tudo para que não reste uma única dúvida. Então, se os pais se sentirem seguros em deixar que o filho passe o dia com aquela família, o convite poderá ser aceito. Fará bem à criança viver uma situação nova, conhecer outro ambiente e ser capaz de passar um dia inteiro longe dos pais. Para ela, isso representará uma grande aventura.

Esta é a conduta mais adequada: verificar se há fatores de risco para a criança e, se forem controláveis, estimulá-la a aventurar-se fora do ninho. O que não se pode fazer é dizer para a criança algo como: "Olha, eu não vou deixar você passar o dia na casa do seu amigo porque não conheço a família dele, existe gente muito malvada que faz mal para as crianças pequenas e blablablá..." Isso não. É o mesmo que fazer a criança assistir a um filme de terror para deixá-la com medo de sair de casa.

Não se ensina uma criança a se proteger simplesmente contando tudo de ruim que lhe pode acontecer. Deve-se, sim, ensiná-la a cuidar de si mesma, a proteger o seu corpo, não deixar que a machuquem nem que a molestem. Desde pequenininha, ela pode entender que seu corpo é algo muito precioso, o que a ajudará a criar um senso de integridade física.

É preciso estabelecer uma relação de confiança mútua com a criança. Desde os primeiros dias de vida, os pais devem deixar claro que, aconteça o que acontecer, eles sempre a protegerão e estarão do lado dela. Quando essa relação de confiança se fortalece, não há lugar para a mentira. Os pais não mentem para a criança, ela não mente para os pais. Cria-se um clima em que, por mais terrível que seja o que a criança fez, ela se sente à vontade para contar a verdade, pois sabe que no final será perdoada. E, quando ela contar a verdade, os pais poderão orientá-la, ensinando-a a se proteger.

Certa vez o filho de uma amiga, menino mais que levado, contou a ela de maneira inocente que adorava se balançar na rede de proteção da janela de seu quarto. Minha amiga gelou por dentro, mas manteve a calma. Nem lhe passou pela cabeça repreender o menino por aquela travessura, ainda mais porque ele mesmo a havia contado. O que ela fez foi conversar com jeitinho e, com uma boa dose de carinho, dizer que aquilo era perigoso, pois a rede poderia não agüentar o peso dele e se romper. Então ela apanhou um tomate maduro na geladeira e, junto com o filho, jogou o tomate pela janela numa quadra de futebol onde ninguém estava jogando bola (eles moravam no nono andar de um prédio). Em seguida, os dois desceram ao térreo para ver o que havia acontecido com o tomate. Ao ver o fruto esborrachado no chão, o garoto não conseguiu conter sua expressão de espanto e disse: "É, mamãe, acho que é perigoso mesmo". E assim ele recebeu mais uma lição de como se proteger. A confiança é a base de tudo.

• Pré-adolescentes

Para alguns, o termo pré-adolescente pode soar estranho. Até algum tempo atrás, só se falava em criança e adulto. Depois "inventaram" a categoria dos adolescentes, que logo ganharam o terrível apelido de "aborrecentes". Agora já se fala em pré-adolescente, que corresponde à fase de vida dos 8 ou 9 anos até os 12, 13 anos.

Essa nova "categoria" é fruto das mudanças que o mundo moderno nos impõe e da forma como se refletem em nosso desenvolvimento. Como disse antes, as crianças estão amadurecendo física e psicologicamente mais cedo. Por isso aquelas que têm entre 8 e 13 anos passaram a ter comportamentos que se diferenciam dos comportamentos daquelas que têm 7 anos ou menos, assim como não são nada parecidas com as que já ultrapassaram a casa dos 14 anos. São, portanto, outra categoria. Uma galerinha do barulho.

É interessante que a psicologia diferencie as fases de vida do ser humano, pois cada uma tem a sua realidade e os seus desafios. Na pré-adolescência, por exemplo, desenvolve-se a busca de autonomia e de satisfação dos desejos. Nessa fase, a luta para o rompimento com a mãe, como dissemos no capítulo 2, está no auge. É muito comum que os filhos (especialmente os meninos) contrariem as vontades da mãe porque querem fazer valer a própria e sua capacidade de escolher por si mesmos.

É quando o lar vira um campo de guerra. É briga na hora de tomar banho, é discussão para fazer a lição de casa, é peleja na hora de ir para a cama. Por mais desagradável que seja tudo isso, trata-se de um mal necessário que os pais devem saber capitalizar em benefício da autonomia dos filhos.

Os pais precisam ter muito jogo de cintura nessa fase. Não devem deixar que o filho decida sobre tudo – senão provavelmente ele passará uma semana sem escovar os dentes e ficará com o cabelo cheio de nós. Ao mesmo tempo, não podem confrontá-lo em todos os momentos. A estratégia é fazer certos arranjos de modo que o pré-adolescente exerça seu direito de escolha em determinados momentos e que os pais imponham alguns limites.

A hora do banho é um bom exemplo. Desde o momento em que o filho chega da escola, a mãe já vai avisando: "Vou pôr o jantar, vá tomar o seu banho". Avisa duas, três, cinco vezes, e nada de o pré-adolescente se mexer. O que boa parte das mães faz é partir para o confronto, bater boca, descabelar-se. Isso deixa o pré-adolescente feliz da vida, pois ele conseguiu desestabilizá-la. Era justamente o que queria. O certo seria a mãe dizer algo assim: "O.k., se você não tomar banho até a hora do jantar, não toma mais. Vai dormir sujo". O filho pode até bancar a sua teimosia e não tomar banho, mas provavelmente não fará o mesmo no dia seguinte. De qualquer maneira, ele teve sua chance de fazer uma escolha: tomar ou não banho.

A hora de se vestir para sair de casa costuma ser outro momento crítico para os pais de pré-adolescentes. Se está fazendo um frio de rachar lá fora, o garoto ou a garota é capaz de vestir uma camiseta regata e dizer que está pronto. O que fazer? A mãe pode dizer: "Vista a roupa que quiser, desde que tenha mangas". Então ele escolhe de propósito o que há de pior em seu armário, sem combinar nada com nada. Isso já é esperado, pois ele jamais vestiria algo de que sua mãe gostasse. Mas a mãe não pode perder o rebolado. O ideal é deixar o filho sair daquele jeito mesmo, parecendo um bruxinho.

É preciso controlar a vontade de chamar a atenção dele para aquele relaxo. O filho fez uma escolha que não lhe trará nenhum risco ou perigo, não é mesmo? Em outro dia, porém, se o filho vestir uma roupa mais adequada, a mãe tem obrigação de elogiá-lo: "Gostei da sua escolha. Você hoje está superbonito. Não achei a roupa que você vestiu da outra vez muito legal, mas esta aqui está adequada para o clima".

É assim, indo pelas beiradas, que os pais podem dar cada vez mais espaço para o filho dentro de casa, sem abrir mão de certos limites. A criança exercita sua autonomia e aprende a fazer escolhas, a discernir aquilo que é bom para si mesma do que não é, a comunicar o que quer. Isso é proteger o filho de forma madura, pois os pais o estarão ensinando a se cuidar num nível mais elevado do que a criança pequena é capaz de fazer.

Na pré-adolescência, os direitos do filho precisam ser ampliados, e isso se reflete também no respeito à sua privacidade. Nessa fase, começam a aparecer os primeiros sinais físicos da puberdade. Meninos e meninas passam a ter vergonha de ficar nus na frente dos pais, a trancar a porta do banheiro e a do quarto também. Os pais precisam compreender que isso é natural e respeitar o espaço do filho em casa. Por isso, antes de entrar no quarto dele, é importante bater na porta e se anunciar, mesmo que ela esteja só encostada. O respeito à privacidade do pré-adolescente o ensina a respeitar o espaço alheio e reforça o senso de autonomia e de independência que começa a se acentuar nessa idade.

- ADOLESCENTES

Essa é a fase em que os pais perdem literalmente o sono. Enquanto o filho não chega da "balada", não pregam os olhos. As festas acabam cada vez mais tarde e os pais dormem cada vez menos. Ficam até altas horas da madrugada sentados no sofá numa angústia interminável, sem receber notícia do filho, que, para não ter de responder, desligou o celular. Não é à toa que ganham mais e mais cabelos brancos.

É difícil segurar o filho em casa, mas não é impossível criar condições para que ele possa fazer os programas tão típicos dessa inquieta fase da vida de maneira segura. Nesse ponto, a maneira como o jovem tem sido criado desde pequeno tem importância fundamental.

O filho que estabeleceu uma relação de confiança com os pais não tem por que ocultar ou mentir para onde vai. Se ele quer ir à balada com a turma ou encontrar a namorada, não precisa dizer que vai ficar vendo filmes na casa do amigo até tarde. Para os pais, o fato de saber com quem e onde o filho está é suficiente para tranqüilizá-los um pouco. Isso também permite criar alguns esquemas para a segurança do jovem.

Há muitas coisas que os pais podem fazer para proteger seus adolescentes. Podem, por exemplo, acertar com outros pais da turma de se revezar no transporte de ida e volta dos jovens. Podem combinar com os filhos de se comunicar por telefone em horários previamente definidos ou que eles liguem sempre que estiverem indo de um lugar para outro. Os mais preocupados podem inclusive contar com a alta tecnologia e rastrear os jovens por meio de celulares com GPS, sistema eletrônico de localização via satélite. Veja a que ponto chegamos: vigiar os filhos por satélite. De qualquer forma, é uma maneira de saber por onde eles estão caminhando.

Quando a relação de confiança entre pais e adolescentes prevalece, o companheirismo predomina. É mais fácil para os dois lados se entenderem: os pais consentem que o filho saia, e este, por sua vez, colabora com os esquemas de proteção estabelecidos. De resto, é pedir a proteção do anjo da guarda e deixar as coisas nas mãos de Deus. É inútil impedir o jovem de viver sua vida. Aliás, é necessário que ele vá às baladas, que viaje, namore, tenha seu círculo de amigos. Se isso não acontecer, ele será um forte candidato a viver ao lado dos pais pelo resto da vida.

Geração canguru

Até vinte ou trinta anos atrás, os jovens se sentiam motivados a casar para ter uma vida sexual regular. Transar era algo secreto que não podia ser aberto para a família, especialmente no caso das moças. Então, para se livrar do patrulhamento moral da família e da sociedade, os jovens casavam. Tratavam de concluir logo os estudos, arrumar um trabalho e cuidar da própria vida.

Hoje, porém, ninguém mais tem pressa de pôr uma aliança no dedo. Afinal, passar a noite com o namorado ou a namorada em casa, com o consentimento dos pais, é cada vez mais comum, embora os pais que não se sentem confortáveis com a situação ainda resistam a essa idéia. Mas até esses acabam cedendo aos apelos dos filhos e levam o namorado ou a namorada nas viagens em família desde que durmam em quartos separados.

Então quem precisa casar quando tem um quarto com banheiro privativo, TV, DVD, som e computador com internet, mais comida, roupa lavada e contas pagas? E, ainda por cima, permissão para ter sexo nessa mordomia toda? Isso é melhor que viver de graça num hotel cinco-estrelas.

Se um jovem bem resolvido já não tem muita pressa de sair de casa e deixar esse conforto, o que dizer de um garoto superprotegido? Ele jamais vai querer abandonar um ninho tão aconchegante, mesmo porque os pais não vão fazer nada para tirá-lo de lá. É uma situação muito confortável para o filho, que pode ter relacionamentos sem precisar casar. E, sem casar, não há pressa de assumir a responsabilidade de ter um emprego, ganhar dinheiro e ser capaz de se manter.

Enquanto o filho é adolescente, não há mal em tê-lo por perto. Mas se esse filho não é preparado para deixar o ninho, se não é empurrado para fora quando chega a hora de enfrentar o mundo, ele vai ficando. Faz 25, 30, 40 anos e continua na casa dos pais. Vira um estudante eterno, que faz uma pós-graduação atrás da outra ou se acomoda num emprego sem muita expressão. Não se sujeita a morar sozinho porque não ganha o suficiente para ter o mesmo padrão de vida que os pais lhe oferecem. Adultos que vivem desse jeito, à custa dos pais, integram a chamada "geração canguru".

É bem verdade que em algumas culturas os filhos nunca deixam a casa paterna. Mas, se pensarmos na cultura tipicamente brasileira, espera-se que eles se tornem independentes e formem o próprio núcleo familiar, tenham seus objetivos de vida e se realizem como adultos, donos do próprio nariz.

Não se pode negar, contudo, que começar uma vida autônoma é difícil hoje em dia. O jovem recém-formado dificilmente consegue um emprego que lhe renda o suficiente para montar um apartamento e pagar as contas. Mas nem por isso os que desejam verdadeiramente ser independentes estão deixando de sair de casa. Alguns vão estudar fora do país uma temporada e acabam aprendendo a sobreviver sozinhos. Outros pedem a ajuda dos pais para montar seu cantinho. Há também os que se juntam em grupos e dividem um apartamento. Quem quer conquistar a autonomia acaba encontrando uma forma de obtê-la.

Por isso é tão importante que os pais, desde o começo da vida do filho, saibam protegê-lo sem deixar de estimular sua independência. Um dia o filho sai com sua mochila para dormir na casa do amiguinho. Mais tarde começa a criar seu espaço de individualidade dentro da casa dos pais e a escolher o que é melhor para si. Depois encontra sua tribo, sua alma gêmea, seu caminho de vida. E, quando os pais se dão conta, o filho está saindo do ninho por conta própria, de asas abertas, para empreender seu vôo de liberdade. Pode haver algo mais gratificante para um pai e uma mãe?

BULLYING

Resolvi abordar neste capítulo um assunto que preocupa muito pais e educadores nos dias de hoje: o *bullying*. Trata-se de um problema que sempre existiu, mas ultimamente tem aumentado devido ao crescimento da violência e da criminalidade na sociedade. O *bullying* ocorre quando alguém sofre sistematicamente intimidações, agressões verbais e exclusão por parte de um ou mais elementos do seu grupo – os colegas de classe de um aluno, por exemplo. Essa, aliás, é uma característica dos assediadores: eles atacam pessoas que estão no mesmo nível que eles. Dessa forma, não encontraremos um professor agindo dessa maneira com um aluno. O mesmo equivale a um chefe e seu subordinado.

No teatro criado pelo *bullying* existem três papéis: o de agressor, o de vítima e o de testemunha. O agressor é alguém que, intimamente, se sente frágil e lida com esse sentimento de forma psicopática, pois procura se impor ao grupo por meio da intimidação de alguém. Como não tem coragem de desafiar todo mundo, escolhe um elemento do grupo que lhe pareça ainda mais fraco e faz dele a vítima freqüente de suas agressões.

A vítima é sempre alguém que tem baixa auto-estima e alguma característica que se torna o mote para o *bullying*: é gordinha ou magra demais, é baixinha ou desproporcionalmente alta, usa óculos, tem sardas, enfim, uma característica que a distingue do grupo. Ela sofre a perseguição constante do agressor, que a xinga, humilha e discrimina. Por ter baixa auto-estima, não consegue livrar-se da perseguição.

Entre vítima e agressor ficam as testemunhas, os elementos do grupo que assistem passivamente àquela situação. Não se atrevem a interferir em favor da vítima por medo de que "sobre para eles". Como as testemunhas se omitem e o agressor ataca apenas quando não há ninguém de fora por perto, o *bullying* normalmente só é percebido pelos sinais de sofrimento que se notam na vítima. O pré-adolescente perseguido na escola começa a ter desempenho ruim e a arrumar desculpas para não ir à aula. Passa a ter dor de barriga na hora de ir para a escola e a somatizar seu nervosismo. O pior é que ele pode demorar a tocar no assunto com os pais. Por isso é preciso ficar muito atento.

O *bullying* é exercido de maneira diferente pelos meninos e pelas meninas. Elas agridem verbalmente com fofocas que marginalizam ou desqualificam a vítima. Já eles utilizam a intimidação física e ameaçam bater na pessoa. As ameaças dificilmente se concretizam, mas são suficientes para submeter a vítima à humilhação e a uma forte tensão.

É papel das escolas tomar providências para impedir situações de *bullying*. Muitas procuram prevenir o problema com campanhas de conscientização e trabalhos de psicodrama com os alunos. Nessa dinâmica, em que os alunos assumem os três papéis do *bullying*, procura-se fortalecer o potencial de autoproteção das vítimas e das testemunhas, mostrando que elas não devem se omitir.

Os pais, por sua vez, precisam ficar de olhos abertos. Ter um filho que agride ou que sofre agressão não é muito diferente, pois nos dois casos há um problema de baixa auto-estima e de sofrimento psicológico que precisa ser trabalhado com uma postura adequada, diálogo e muito amor. Agredido e agressor, ambos precisam de proteção.

capítulo 7

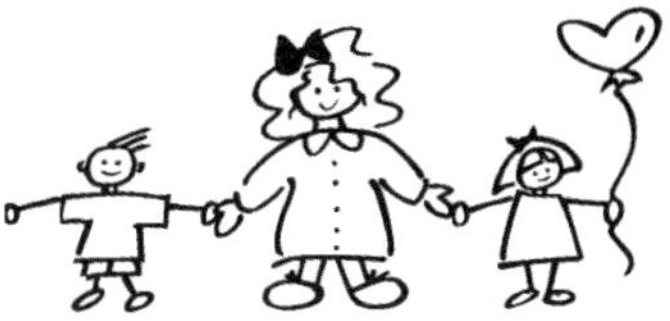

Vida em família

A chegada de um novo irmão não representa ameaça ao filho mais velho, da mesma forma que a separação dos pais não implica necessariamente um trauma para os filhos. É preciso saber lidar com essas situações para que a vida em família não se transforme num inferno.

Certa vez um casal "grávido" me procurou para conversar. Imaginei inicialmente que fossem pais de primeira viagem em busca de orientação para iniciar o relacionamento com o primeiro filho que estava a caminho. Estava enganada. Eram pais experientes. Tinham um menino de 4 anos e estavam preocupados com sua reação à chegada do irmãozinho. Como lidar com essa situação? "Ele está acostumado a ser o centro das atenções", disse o pai. "Queremos saber como ensiná-lo a dividir seu espaço com o irmão."

Realmente, para uma criança que reinou sozinha em casa durante esse tempo o aumento da família é uma situação nova. Mas a idéia de que o primeiro filho perderá espaço com a chegada de um irmão não está na cabeça dele, e sim na dos pais e na das outras pessoas da família. É comum ouvir de tios, tias e avós comentários como "Então ela vai perder o seu troninho, hein?" ou "Coitadinha, terá de aprender a dividir". São pessoas que falam sem saber o que realmente acontece nessas circunstâncias. A criança não vai perder nada. Ao contrário, vai ganhar muito com a chegada do irmãozinho.

Esse casal que procurou orientação, por exemplo, já tinha a idéia preconcebida de que era preciso preparar o filho para uma perda. Há, inclusive, certo senso comum a esse respeito, freqüentemente reforçado por opiniões divulgadas nos meios de comunicação. É uma pena, pois os pais ficam cheios de ansiedade quando, na verdade, deveriam estar apenas curtindo a chegada de mais um filho e compartilhando essa felicidade com o mais velho. Essa criança não é nem um pouco tola.

É capaz de captar o sentimento das pessoas a sua volta e perceber que pais, avós, tios e vizinhos começam a olhá-la como vítima. E acaba incorporando essa idéia, ainda que inconscientemente.

Algumas mães ficam tão preocupadas com o comportamento do filho mais velho que começam a ver problemas onde eles não existem. A criança passa por uma fase de falta de apetite ou sofre uma gripe prolongada e pronto: "Pobrezinha, acho que está carente por causa da gravidez". No fim da gestação, a mãe não pode mais pegar o filho no colo e fica se torturando: "Ai, meu Deus, e se ele se sentir rejeitado?".

Esse tipo de lamentação não tem o menor sentido. É preciso mudar o foco. São os ganhos, e não as perdas, que precisam ser mostrados à criança. Pais, parentes e amigos devem estimulá-la com comentários do tipo "Que bom, você vai ganhar um irmãozinho", ou "Que legal, agora você vai ter alguém para brincar dentro de casa", ou ainda "Parabéns, sua família vai crescer e você vai ter mais um amiguinho". Com isso, ela começa a ver a chegada do irmão como algo positivo. Não se sentirá ameaçada nem passará por sua cabeça essa história de "perder o reinado".

Mimos para a criança mais velha

Os preparativos para a chegada do bebê são ótimas oportunidades de reforçar a expectativa positiva da criança. Assim, é preciso ter muita cautela na maneira como são conduzidos. Se o bebê ficar no mesmo quarto que o filho mais velho, os pais deverão dizer algo como: "Você vai ganhar uma companhia para dormir, assim como a mamãe tem a companhia do papai". Se ele tiver de ceder seu quarto ao bebê e se mudar para outro, é importante mostrar que a mudança será benéfica e lhe proporcionará um ganho como, por exemplo, um quarto com móveis novos ou uma cama maior.

A criança também se sentirá valorizada ao participar da escolha do enxoval e dos brinquedos do irmãozinho. É importante levá-la junto às compras e pedir sua opinião, transformando os preparativos para o nascimento num momento festivo da família. Quanto mais idade ela tiver, maior poderá ser sua participação. Um casal de amigos meus, por exemplo, deixou que a filha de 6 anos escolhesse o nome da irmãzinha que iria nascer. Por vários dias ela juntou os nomes de todas as amiguinhas da escola e do prédio em que morava até escolher o da irmã: Natália. Quando a nenê nasceu, a menina dizia para todo mundo, muito orgulhosa, que fora a autora da escolha do nome. Em momento algum sentiu ciúme ou raiva da nova integrante da família.

Depois que o bebê nasce, um erro que quase todas as famílias cometem é querer compensar o filho mais velho por possíveis perdas – que, já sabemos, não existem. É bastante comum que os parentes mais próximos, especialmente os avós, levem presentes não só para o recém-nascido como também para a outra criança.

É claro que fazem isso com a melhor das intenções, mas, sem perceber, estão estimulando o filho mais velho a competir. Pela sua cabecinha estará passando o seguinte raciocínio: "Tudo o que meu irmão ganhar eu também vou ganhar". Mesmo depois de passada a fase das visitas ao recém-nascido, muitas famílias continuam levando mimos para a criança mais velha para que ela não se sinta preterida. Chegam até ao absurdo de presenteá-la no aniversário do irmão.

Que mensagem é transmitida a essa criança que recebe presentes sempre que o irmão também ganha? A de que tem o direito de receber exatamente o mesmo que ele todas as vezes. Daí a passar a competir por qualquer coisinha é um pequeno passo. O bebê está no colo da mãe, e lá vem o mais velho querendo colo também. O bebê está comendo sua papinha, e o mais velho exige que lhe dêem comida na boca. Não são raros os casos de crianças que "regridem" em seu comportamento e começam a usar chupeta ou fazer xixi na cama, exatamente como o irmãozinho – tudo para chamar atenção. Depois vêm os pais se queixar do filho mais velho, mas na verdade foram eles que criaram grande parte dessa confusão.

É natural que a criança tenha um pouquinho de ciúme do bebê, mas as atitudes dos pais e dos parentes podem agravá-lo. É preciso mostrar a ela desde cedo que não perderá seu espaço e continuará sendo amada e valorizada como sempre foi. Assim, quem sabe, ela também vai querer dar um presente para o irmãozinho quando ele nascer...

Irmãos ou inimigos declarados?

Costumo brincar com meus pacientes dizendo que, um dia desses, escreverei um manifesto aos pais em defesa do primeiro filho. A vida do mais velho da turma em geral é muito dura. O caçula bagunça os objetos do mais velho, faz provocações, bate nele. Aí o mais velho revida e os pais chamam sua atenção: "Você não tem vergonha, bater no seu irmão mais novo? Por que não vai procurar alguém do seu tamanho? Você tinha é que estar tomando conta do seu irmão, não criando problemas nesta casa e blablablá...".

Há dois erros básicos nessa história. Primeiro, esse discurso todo deixa a criança irritada e enfadada. Ela não tem paciência para esse palavrório. Segundo, seria muito interessante mostrar ao filho mais novo que não é muito sensato desafiar o mais velho, pois acabará inevitavelmente tomando uns cascudos. Bom seria também se o filho mais velho soubesse dar um desconto para o caçula e não abusasse da sua maior força física. Infelizmente, para o desassossego dos pais, os filhos não perdem a chance de competir. E o lar doce lar, volta e meia, mais parece um campo de batalha, uma praça de guerra.

Com a intenção de agir com justiça, pai e mãe querem descobrir quem começou a briga ou quem está certo – e acabam caindo num jogo de empurra que não tem mais fim. Se cada filho não se achasse coberto de razão, não estaria brigando com o outro, não é mesmo? É irrelevante saber qual deles começou quando os dois estão se pegando a tapa. Ambos têm sua parcela de culpa quando se enfrentam dessa maneira e têm de ser igualmente penalizados com algum tipo de castigo. Sim, o castigo é uma arma importante que os pais têm nas mãos. Mas é preciso saber usá-la com bom senso e não exagerar na dose. Mais à frente falarei sobre a maneira correta de castigar os filhos.

Se a briga não for feia, mas apenas um bate-boca, os pais não deveriam nem se dar ao trabalho de interferir. Poderiam simplesmente mandar os briguentos discutirem bem longe. Essa é uma boa maneira de neutralizar a competição entre os filhos, que tende a ser muito maior quando os pais estão presentes, pois cada um tenta chamar atenção para suas razões.

Uma amiga minha, mãe de dois meninos com quatro anos de diferença, ficava intrigada quando ouvia os amigos falarem maravilhas do relacionamento dos filhos dela. Dizia: "Em casa, eles brigam por qualquer bobagem, mas quando estão na casa dos outros se dão muito bem. Imagine que o mais velho chega a defender e cuidar do caçula. Dá para acreditar?". Pois é, assim são as crianças. Se compreendessem isso, pai e mãe não se desgastariam tanto com as brigas.

Na maioria das situações, os pais entendem que precisam dar igual tratamento às crianças. A mãe que dá um beijo de bom-dia num dos filhos vai dar no outro também. O pai que quer levar chocolates para casa precisa comprar um para cada filho. Há situações, porém, em que a diferença de idade das crianças deve ser levada em conta para que os direitos e deveres, assim como as responsabilidades e regalias, de cada uma sejam bem definidos.

É justo, por exemplo, que o filho mais velho possa ir para a cama um pouco mais tarde que o caçula, nem que seja quinze minutos depois. Por outro lado, ele deve entender que, por estar mais avançado nos estudos, tem de dedicar mais tempo às tarefas escolares que o caçula. Este, por sua vez, certamente vai reclamar que é "injustiça" ter de ir para a cama mais cedo que o irmão, mas os pais devem deixar claro que ele terá igual direito quando atingir a mesma idade. Em compensação, devem enfatizar que seu tempo de lazer é maior que o do irmão mais velho, pois ainda não tem tanta lição de casa. É assim, dando amor e atenção na mesma medida, mas tendo o bom senso de diferenciar o tratamento dos filhos quando isso se justifica, que a competição e as brigas podem diminuir em casa.

Famílias-mosaico

Se as relações familiares já são suficientemente desafiadoras quando os pais vivem sob o mesmo teto, imagine quando eles se separam e agregam madrastas e padrastos, irmãos e avós "postiços" à convivência da criança.

Houve um tempo em que a separação do casal gerava um estigma para os filhos, que passavam a ser reconhecidos na escola e na vizinhança como diferentes. Alguns pais chegavam ao absurdo de proibir suas crianças de brincar com filhos de pais separados temendo más influências. Muitas crianças até desenvolviam patologias psicológicas por causa disso.

Não era incomum, ainda, que o pai constituísse nova família e negligenciasse os filhos do casamento anterior, dando origem aos chamados filhos órfãos de pai vivo. Felizmente, hoje essa situação é mais rara, pois o pai divide com a mãe a responsabilidade pela criação dos filhos e vem assumindo um papel mais participante nesse relacionamento. Também as mulheres estão mais sábias e, ao namorar homens separados com filhos, em vez de afastá-los, buscam incorporar os filhos na nova relação.

A separação ainda é uma situação difícil de administrar para quem tem filhos, mas pelo menos já não é vista com preconceito pela sociedade, de maneira geral. Embora não haja dados oficiais, estima-se que hoje, nas classes de educação infantil, cerca de 25% das crianças sejam filhas de pais separados. Já no ensino fundamental, esse índice pode chegar a 50%. Um observador mais atento certamente fará uma leitura interessante do desenho de certas famílias durante as festinhas escolares. Perceberá que aquele triângulo básico, no qual pai, mãe e filho ocupam cada uma das extremidades, se transformou num mosaico. Além dos pais e avós biológicos da criança, comparecem os pais do padrasto e da madrasta, os filhos do padrasto e da madrasta... Uma verdadeira comitiva de parentes. Essa é uma realidade cada vez mais comum nos dias atuais, como mostra a ilustração:

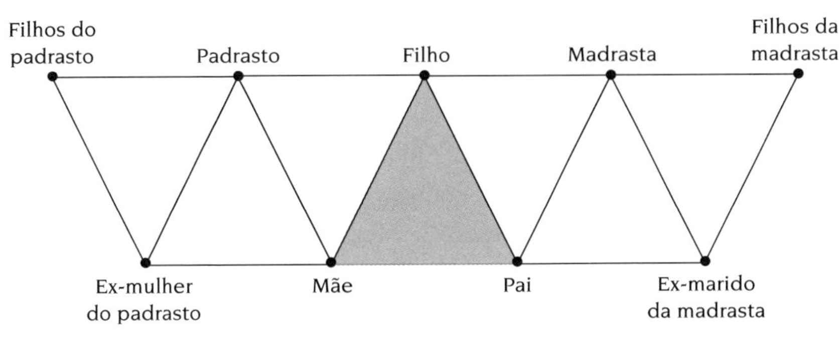

Nas famílias em mosaico, o ganho que uma criança tem em quantidade de parentes nem sempre se reflete na qualidade de seus relacionamentos. O que se vê são duas situações opostas: estruturas familiares muito ricas e afetivamente nutridoras para a criança e estruturas pobres, cheias de conflitos e muito pouco nutridoras. Tudo depende de como as separações foram conduzidas e de como as novas ligações foram feitas.

Madrasta pode ser fada madrinha

Casais que se separam de maneira bem resolvida e amigável facilitam a convivência da criança com os parentes biológicos tanto do lado paterno como do materno. Além disso, quando os pais se casam com novos parceiros, há boas chances de convivência pacífica da família original com as famílias dos novos cônjuges.

Por outro lado, se a separação é litigiosa, cheia de mágoas e rancores, as relações familiares da criança se deterioram, a começar pelas que existem com os próprios pais. Nesses casos, é muito comum que pai e mãe usem a criança para perpetuar suas desavenças. Um tenta desqualificar o outro perante o filho, causando grande prejuízo aos modelos de identidade dele. Se o pai da menina critica a ex-esposa e se refere a ela com adjetivos nada nobres, como fica a imagem da mulher que a menina tem dentro de si? E se a mãe do menino xinga o ex-marido de cafajeste para baixo, como fica o modelo de identificação masculino que o pai representa para ele?

É perfeitamente possível compreender que o relacionamento entre ex-marido e ex-mulher não seja um mar de rosas. Afinal, se assim fosse não haveria a separação. Mas, pelo bem da criança e da imagem idealizada de pai e mãe que ela tem, homem e mulher devem engolir em silêncio seus sapos, digeri-los muito bem e não contaminar o filho com seu rancor. Resta torcer para que esses pais dêem a si mesmos a oportunidade de fazer um segundo casamento mais harmonioso, no qual não se repitam os mesmos erros que acabaram com o primeiro.

É fundamental, aliás, que os ex-cônjuges encontrem novos parceiros e reconstruam suas famílias. Isso mostra ao menino que ele não vai ocupar o lugar do pai e ser o namorado da mãe e à menina que ela não vai substituir a mãe e ser a namorada do pai. Às vezes vemos surgir, entre o pai que permanece solteiro e o filho do sexo oposto, um relacionamento que simula a afetividade de um casal, o que é terrível para o desenvolvimento da criança. O melhor, para ela, é que os pais encontrem novos pares – e aí entram em cena o padrasto e a madrasta.

Mesmo que a criança seja pequena e o padrasto e/ou madrasta assumam o papel de cuidar dela, eles não vão ocupar o lugar dos pais em seu coração. O máximo que pode acontecer é serem considerados segundos pais, ou seja, pessoas que o menino e a menina respeitam e de quem gostam como se fossem seus pais, mas que sabem muito bem que não são.

Se os filhos forem adolescentes, poderão desenvolver uma relação de companheirismo com os parceiros do pai e da mãe – desde que eles não queiram lhes ditar regras de comportamento. Esse, aliás, deve ser o papel do padrasto e da madrasta: o de companheiros. Se passarem a repreender o jovem e a dar ordens como se fossem os pais verdadeiros, essa relação ficará muito difícil, pois o adolescente está na fase de distanciamento e contestação dos adultos e vai reagir com frases do tipo "Você não é meu pai" ou "Quem é você para mandar em mim?".

Paradoxalmente, por terem um papel diferenciado dos pais, padrasto e madrasta podem mudar a história afetiva de uma criança que não teve um bom modelo paterno ou materno. Se a mãe foi muito possessiva e limitadora, por exemplo, mas a madrasta dá liberdade e apoio, consciente de seu papel transformador, a criança pode até mudar seu padrão de relacionamento com as pessoas.

Diferentemente dos contos de fadas, em que padrasto e madrasta sempre maltratam os enteados – e muitas vezes são apresentados como vilões e bruxas –, a vida real reserva uma oportunidade de mudança altamente positiva para a criança que ganha pai e mãe "postiços". Eles podem, sim, transformar-se em fadas madrinhas, companheiros de jornada, amigões do peito.

Fico muito feliz quando vejo homens e mulheres separados que revêem seu comportamento, aprendem com os erros e hostilidades que viveram e partem para uma nova relação conjugal mais simétrica, baseada na troca. Quando isso acontece, todos – especialmente a criança – têm nova chance de ser felizes. Se bem que os desafios da família-mosaico não param por aí...

Invasão de domicílio

Uma situação bastante comum e freqüentemente complicada é o relacionamento dos filhos do novo casal. Uma mulher com dois filhos casa-se com um homem que tem três e, de repente, forma-se uma família de sete pessoas, das quais cinco passam a conviver não por escolha, mas por força das circunstâncias. Se já é normal haver ciúme e competição entre irmãos consangüíneos, imagine quanto disso não vai existir entre irmãos "postiços"? Para o novo casal, administrar essa situação não é fácil. Trata-se de um aprendizado em que certamente acontecerão alguns erros. É preciso que pai e madrasta ou mãe e padrasto estejam atentos para perceber o que não dá certo no relacionamento com as crianças e revejam suas posições.

Uma dica: os filhos ficam muito aborrecidos quando visitam o pai ou a mãe (dependendo de com quem moram) e encontram aquele que foi seu quarto ocupado por um estranho, o filho do padrasto ou da madrasta. Já ouvi várias vezes meus pequenos pacientes fazer queixas desse tipo: "Quando o meu pai morava sozinho, eu tinha um quarto só para mim. Aí ele casou e o meu quarto passou para os filhos da mulher dele. Virei visita na casa do meu próprio pai e ainda tenho de dormir no chão!".

Quando isso acontece, o pai deve explicar ao filho que a vida é cheia de mudanças e que é preciso aproveitar essas situações para treinar a capacidade de adaptação. No momento em que apenas pai e filho dividiam a casa, havia uma forma de organização. Depois, com a separação e o novo casamento, a casa precisou ser organizada de maneira diferente. É importante o pai explicar que o filho terá de dividir seu quarto com os filhos da madrasta, pois agora a casa é deles também. Deve aproveitar a oportunidade para reafirmar seu amor exclusivo pelo filho, dizer que ele ocupa um lugar especial no seu coração e que sempre será seu filho, independentemente do que aconteça.

Embora o filho lamente a perda da exclusividade do quarto, ele ficará muito satisfeito se o pai lhe reservar uma cama, uma mesinha-de-cabeceira e um espaço no armário para deixar suas coisas. E esses espaços deverão ser mantidos e respeitados, pois marcam concretamente seu lugar em sua ausência.

Outra situação difícil para os filhos de pais separados é o nascimento do meio-irmão, a criança que o pai (ou a mãe) tem com o novo cônjuge. A sensação que alguns filhos têm é a de que deixaram de ser herdeiros do pai. Outros ainda se sentem um pouco estranhos no ninho daquela nova família, pois são filhos apenas de metade do casal enquanto a criança que nasceu é filha do casal inteiro.

A fantasia mais freqüente do filho do casamento anterior e que gera medo de rejeição é a de que o pai (ou a mãe) vai gostar mais do novo bebê, ou seja, do seu meio-irmão. Essa fantasia deve ser desmitificada quanto antes. Os pais biológicos devem dizer ao filho que um novo bebê é sempre um ganho para a família. Com a chegada desse meio-irmão, ele ganhará um companheiro, e essa relação tem tudo para ser especial. É preciso mostrar ao filho como a família poderá ficar mais unida e explicar qual é seu papel nessa nova estrutura. Afinal ele, como filho mais velho, servirá de modelo para o novo irmão. Muitos pais costumam convidar o filho do primeiro casamento para ser padrinho do bebê. O foco do diálogo, portanto, deve ser sempre voltado para os ganhos que a família terá com a chegada do novo membro.

Apesar de todas as dificuldades, as famílias-mosaico têm tudo para dar muito certo. Quando os problemas de relacionamento são superados, a criança pode ganhar um novo modelo de identidade na figura da madrasta ou do padrasto, avós que tentarão conquistá-la, novos tios e primos em penca. A criança aprende a conviver com a diversidade, o que é muito importante no mundo de hoje, tornando-se um adulto que conhece seu espaço e sabe respeitar o espaço e a individualidade das outras pessoas.

capítulo 8

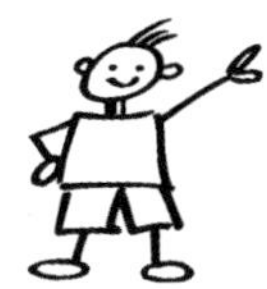

Os dramas da vida

A criança precisa saber enfrentar os momentos difíceis da vida. Deve aprender a administrar a perda de pessoas queridas e a encarar um mundo em que a ameaça das drogas é constante.
O mundo está longe de ser um mar de rosas, e é preciso estar preparado para ele.

Não é nada fácil conversar com os filhos sobre temas como morte, uso de drogas, doenças, violência etc. Aliás, se dependesse apenas de nós, pais, as crianças seriam poupadas dos dramas da vida. Nós as isolaríamos numa redoma de vidro para que nada sofressem. Jamais teriam de enfrentar situações que causam tristeza ou dor, nunca seriam expostas ao mal e ao descaminho. Mas não podemos criar os filhos como se estivessem na Terra do Nunca, de Peter Pan, onde a infância e a inocência são inabaláveis e eternas. No mundo real há perdas, doenças, separações e desvios. É preciso saber que impacto isso causa nas crianças e como podemos ajudá-las a superar momentos difíceis.

A perda de pessoas próximas, especialmente do pai e da mãe, é um dos maiores traumas que podem acontecer na vida de uma criança. Se ela vivencia algo assim ainda pequena, com 1 ou 2 anos de idade, a experiência é registrada num nível da mente que chamamos de memória implícita. É aí que estão todas as experiências, boas e más, que temos nos primeiros tempos de vida. Aquilo que está armazenado nessa memória não vem à consciência na forma de lembrança, mas determina certos comportamentos e padrões emocionais que temos.

Quando uma criança nessa idade perde a mãe, por exemplo, há um registro na sua mente do trauma vivido. É importante lembrar que a criança, já nos primeiros meses de vida, consegue reconhecer a mãe pelo toque, pelo cheiro, pelo tom de voz. Quando há a fatalidade da morte da mãe, ela percebe que não está mais sendo tocada daquela forma. Felizmente, no entanto, os relacionamentos afetivos que ela tiver depois disso podem diminuir os efeitos da perda, pois deixarão registros positivos de carinho, acolhimento e confiança na memória implícita. As necessidades de maternagem da criança podem ser totalmente supridas por uma avó, uma madrinha ou mesmo pelo pai, e seu desenvolvimento será normal.

Já a reação de uma criança com 3 ou 4 anos de idade é diferente. Sua mente é mais desenvolvida e a experiência da perda fica registrada na memória consciente, tanto é que ela pode reconhecer a imagem da mãe numa fotografia. Ela evoca a lembrança da mãe e revive toda a dor da perda, mas não é capaz ainda de compreender o que aconteceu.

A morte é uma experiência tão incompreensível quanto dolorosa para a criança dessa idade, pois nenhuma explicação que se possa dar fará sentido. Ela pensa: para onde minha mãe foi? Por que me deixou aqui? Por que não volta? Se lhe dizem que a mãe foi para o céu, ela vai querer subir no prédio mais alto para alcançá-la. Se afirmam que a mãe está com os anjos, ela desejará que cresçam asas em suas costas para voar até lá. Dependendo da explicação que lhe derem, poderá inclusive entender que a mãe preferiu ir para outro lugar a ficar com ela. É muito complicado.

A criança pequena não entende que a morte é um processo irreversível, já que em suas brincadeiras ou nos desenhos animados a que assiste na TV os personagens "morrem" e depois reaparecem como se nada tivesse acontecido.

Eles levam tiros, despencam de penhascos, são atropelados por caminhões gigantescos e, em seguida, levantam-se como se nada tivesse acontecido. São imortais. É compreensível, portanto, que a criança espere que a mãe entre pela porta da sala a qualquer momento e tudo volte a ser como antes.

É uma situação angustiante e difícil de processar, e não será nenhuma surpresa se a criança passar por um período de somatizações em que surgirão gripes, viroses, diarréias. No nível psicológico, viverá em constante sobressalto, com medo de que algo ruim possa acontecer.

É primordial que essa criança seja reconfortada e seus medos apaziguados para que ela não viva tanto esse clima de tragédia e de perda. Deve ser cercada de carinho, atenção e ter suas necessidades atendidas.

A criança só começa a entender que a morte é irreversível depois dos 5 anos. A partir daí, ela passa a sentir realmente medo da morte, ainda mais se perder alguém querido nessa fase de seu desenvolvimento. Esse sentimento tende a acompanhá-la por toda a vida de maneira mais intensa que o normal, já que todos nós também tememos a morte. Será preciso que seja psicologicamente fortalecida para administrar seu medo, ou será muito complicado para ela manter vínculos afetivos sob o temor constante de perder as pessoas que ama.

A forma como cada criança reage ao trauma da perda varia muito de acordo com as características individuais, mas aquela que é mais sensível tem grande possibilidade de cair em depressão. Ela fica muito entristecida e começa a entrar num quadro de crescente desvitalização. Não quer comer, não quer brincar, não dorme bem, fica doente. Seus neurotransmissores trabalham num nível inadequado, diminuindo gradativamente a produção das substâncias que promovem a sensação de bem-estar. Como no caso dos adultos que sofrem traumas, a criança terá um desequilíbrio químico no organismo que precisará ser tratado com medicamentos, além de orientação psicológica. É preciso fazer com que o equilíbrio químico seja retomado para que ela volte a se sentir bem, a querer brincar, a fazer novos amigos, enfim, a viver.

Até o fim da pré-adolescência, ou seja, por volta dos 11 ou 12 anos, os filhos devem ser poupados do contato muito direto com a morte. É preciso que tomem conhecimento dela e compreendam a perda, mas não há necessidade de expô-los duramente diante da morte. Portanto, é totalmente desaconselhável levá-los a um velório ou a um sepultamento. Já para o adolescente, a conduta mais adequada é deixar que ele decida se quer ou não participar desses momentos.

A reação do adolescente é bem diferente da de uma criança em caso de perda da mãe ou do pai. Ele se sente injustiçado e lesado, e sua tendência é se revoltar. É melhor que essa revolta aconteça na forma de explosão emocional, pois assim ele põe para fora todo o seu sentimento e a sua dor.

O problema é quando essa revolta não é manifestada e fica guardada dentro do peito. Isso pode levar a sérios transtornos de comportamento e a um processo de autodestruição por parte do jovem. Independentemente da reação que ele tiver, os familiares devem ficar por perto. Mesmo que ele se isole, rejeite tudo o que é oferecido ou seja agressivo, precisa saber que pode contar com o apoio das pessoas próximas.

Como falar de morte

Muitos pais me perguntam como falar de morte com uma criança, especialmente aquela pequenininha, que não tem condições de entendimento disso ainda. A realidade é que, no momento em que o fato acontece, não é possível dar todas as explicações. A resposta tem de ser o mais simples e digerível possível, como: "A vovó não poderá mais estar com a gente".

Mais cedo ou mais tarde, às vezes anos depois, a criança virá com novas perguntas. Vai querer saber o que acontece com as pessoas que morrem, e nesse caso a melhor resposta que o adulto pode dar é a que está em conformidade com suas crenças e sua religiosidade. Nesse momento, ele tem de refletir sobre o que é o mistério da vida e da morte para si mesmo e transmitir sua visão para a criança, seja ela qual for. Se ele acredita ou não em vida após a morte, em juízo final ou em reencarnação, precisa transmitir isso. O importante é que ele explique sua crença, mas admita que não tem certeza de que as coisas sejam daquele jeito. Pode dizer algo assim: "Não tenho certeza, mas acho que é isso que acontece quando a gente morre".

Nessas horas, muitos adultos explicam sua crença como se fosse verdade absoluta. É um erro, pois a tendência é que a criança, quando crescer, adquira a própria crença e então se sentirá enganada. Ela pode seguir a religião dos pais, adotar outra ou optar por não ter religião. A escolha será exclusivamente dela, embora possa receber alguma orientação nesse sentido.

O curioso é que ninguém pensa em conversar sobre morte com uma criança sem que haja um motivo. Ou seja: só se toca no assunto quando alguém da família acabou de morrer e é preciso dar alguma explicação. Portanto, acaba-se tratando do tema somente quando é inevitável. A idéia de que a vida tem um ciclo, com começo, meio e fim, pode ser trabalhada com a criança desde cedo, o que a ajudará a compreender melhor eventuais situações futuras.

O simples ato de colocar um grão de feijão num algodão com água pode ensinar muito. Dia após dia, a criança acompanha a germinação da planta, seu desenvolvimento e declínio. Começa a entender que todos os seres vivos têm um ciclo de vida. Chega o dia em que morre o peixinho colorido que a criança sempre ajudou a alimentar e cuidar: ela vê que ele não se mexe mais, como se estivesse dormindo. Então ajuda a enterrá-lo num jardim bonito, faz uma oração para ele e põe uma flor sobre o túmulo. Isso lhe trará dor e pena, mas mostrará que assim é a vida. Não podemos evitar que nossos filhos tenham de enfrentar a perda, a decepção e a dor, mas podemos prepará-los para superar isso da melhor maneira possível.

Envolvimento com drogas

A maioria dos pais se considera mais estruturada para lidar com dramas familiares como morte e doença do que com o envolvimento do filho com drogas. Aliás, em geral esse é um problema que os pais acreditam que pode acontecer com o filho dos outros, nunca com o deles. Mas, se doença e morte são parte da vida, resta aos pais se conformarem com a idéia de que um dia poderão ter de "segurar essa barra" com o filho.

Torcer para que seu adolescente jamais seja exposto ao contato com entorpecentes é uma atitude de avestruz. É acreditar em contos de fada. Precisamos cair na real. As drogas estão por toda parte: nas ruas, na escola, no clube, no círculo de amigos. Estão até dentro de casa, nas garrafas de bebida e nos armários cheios de medicamentos, onde se encontram substâncias que "chapam" e "dão barato". É preciso render-se a uma realidade: se o filho não vai até a droga, a droga vai até ele. A questão é: será que ele vai mesmo experimentar?

É bem provável que experimente, pois a curiosidade é sempre grande. Quando não é a curiosidade, é a pressão dos amigos que faz um adolescente entrar na rodinha de fumo, beber conhaque no gargalo ou pegar um comprimido. Ele não quer ser o único careta da turma, como ameaçam dizer os colegas diante de sua hesitação.

Outro fator que torna a droga fascinante é a aventura de fazer algo proibido, de enganar as autoridades, de ser um pouco subversivo. Por fim – não há por que se enganar –, as drogas provocam uma sensação instantânea de prazer. Basta cheirar, injetar ou fumar e pronto, surge o "barato".

O jovem normalmente não tem consciência de que esse caminho, prazeroso no início, pode se transformar em pesadelo. Alguns até sabem disso, mas o desejo de obter prazer acaba falando mais alto. Com tantos atrativos, não é de estranhar que o número de jovens que descambam para as drogas aumente ano a ano. E, para quem acha que as meninas estão menos sujeitas a tudo isso, um alerta: ultimamente elas têm experimentado tanto quanto os meninos.

Para os pais, melhor do que ficar alienados é aceitar a possibilidade de o filho experimentar a droga, pois só assim poderão perceber algum indício de que isso está realmente acontecendo. Não estou sugerindo, porém, que se instale uma filial da delegacia de narcóticos em casa.

Por mais preocupante que a situação seja, os pais devem resistir à tentação de revirar o quarto do adolescente, cheirar suas roupas, ler seu diário ou vasculhar sua mochila. Cedo ou tarde ele perceberá isso e se sentirá invadido e acusado. Os jovens compreendem muito bem o que está acontecendo e sentem no ar a preocupação dos pais.

Para ter certeza de que estão vasculhando suas coisas, os adolescentes são capazes de deixar algumas armadilhas no quarto para pegar os pais. Um livro posicionado de determinada maneira na mochila, por exemplo. Se ele aparecer em outra posição, isso significa que os pais caíram na armadilha. Podem deixar também um fio de cabelo sutilmente preso na gaveta de sua cômoda ou um pedacinho minúsculo de papel em cima da blusa da escola. Depois eles vão checar se alguém pôs a mão ali. E os pais caem direitinho. Ao bisbilhotar a vida do filho dessa maneira, os pais estão dando munição para que ele se revolte e se sinta invadido. Aqui, a solução é uma só: os pais precisam ter e demonstrar confiança no seu jovenzinho.

Essa confiança tem de estar sempre presente. Você sabe que seu filho tem um amigo que bebe ou usa droga, mas não pode proibi-lo de ir à casa do amigo porque confia nele – e diz isso a ele. Não é fácil, mas é preciso demonstrar essa confiança. O melhor é dizer algo do tipo: "Acho que essa amizade não é boa influência, mas não vou interferir na sua escolha. Confio em você e sei que não entraria numa coisa que não é legal".

Em vez de buscar sinais de drogas nas coisas do adolescente, deve-se prestar atenção nele. Se ele chega da rua com cheiro de maconha, se parece muito agitado ou meio lento, se anda com os olhos vermelhos ou tem um comportamento estranho, aí sim você tem indícios legítimos para abordar o filho. Mas é preciso cuidado redobrado nessa abordagem. Nada de chegar gritando, com o dedo em riste e de forma acusatória. Jamais se deve fazer uma acusação ou uma pergunta direta do tipo "Você está usando drogas?", pois ele se sentirá acuado e, com certeza, dirá "não". Perguntas diretas induzem o filho a mentir. E então os pais dirão que ele está mentindo, agravando a crise. A probabilidade de o filho se fechar ainda mais é enorme.

A abordagem mais adequada é falar sobre a suspeita que se tem: "Estou com receio de que você esteja tomando álcool, senti esse cheiro em você ontem à noite", "Acho que você está usando entorpecentes, seu comportamento anda muito estranho", "Estou muito preocupado com você. Seus olhos andam muito vermelhos, me parece que você está fumando maconha".

Seja absolutamente sincero. Informe que não dorme direito porque anda com essas preocupações e está angustiado. Se você tiver sido advertido por um conhecido, diga isso ao seu filho e conte a história toda, informando o nome de quem o avisou e tudo o mais. É preciso chegar no adolescente com o coração aberto, não com acusações e muito menos com um histórico de investigações nas coisas dele. Fazer isso só tornará a situação mais difícil.

Mais uma vez, a conversa franca é a melhor estratégia. O adolescente perceberá que o desejo dos pais é ajudá-lo, que ninguém o está acusando e ele pode se abrir. Pode haver um pouco de resistência no início, mas ele verá que o ambiente é favorável.

Ao descobrirem que o filho está realmente usando algum tipo de droga, os pais devem oferecer ajuda e investigar os motivos de ele ter seguido esse caminho. Um bom começo de conversa é dizer algo como: "Conte pra mim o que está acontecendo. Por que você entrou nessa? Você sabe que é roubada. Vamos juntos procurar ajuda". Antes de ter essa conversa, aliás, seria bom buscar auxílio de um profissional para saber como conduzir a situação e levar o adolescente ao tratamento.

Agora, tanto para ajudar um filho com problemas como para orientá-lo a fim de preveni-los, os pais precisam avaliar sua conduta. O pai não será convincente ao falar com o adolescente sobre os malefícios do álcool quando ele mesmo abusa da bebida. É difícil para a mãe conversar com a filha que está abusando de um moderador de apetite qualquer se ela mesma toma doses fortes de remédio para dormir todas as noites. É ainda mais complicado para o casal advertir o filho sobre o mau caminho das drogas se eles fumam um baseado de vez em quando. Como sempre, é preciso haver coerência entre o discurso e a prática. A contradição fará com que o filho não leve os pais a sério ou ache que são hipócritas.

Na verdade, não há melhor prevenção contra os problemas com drogas do que um ambiente familiar sadio, em que pais e filhos mantêm entre si uma relação de confiança, respeito e amor. Esse é o ambiente que permite aos adolescentes ter uma vida legal – não um mar de rosas, mas uma existência em que as dificuldades são encaradas como desafios a ser vencidos.

capítulo 9

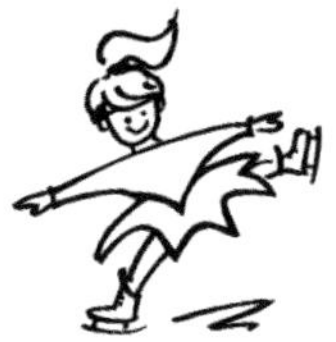

É hiperatividade ou é assim mesmo?

Antes de saírem por aí dizendo que seu filho é hiperativo, os pais precisam compreender que a agitação infantil é normal e saudável. Crianças saudáveis mexem em tudo e não param um único segundo. E isso está longe de ser uma doença.

"Nós não agüentamos mais" – essa é uma das frases mais ouvidas por psicólogos e psiquiatras nos dias atuais. A razão está quase sempre ali, de mãos dadas com os pais: uma criança pequena, de olhinhos brilhantes, que chega mexendo em tudo. Mais alguns segundos de conversa e os pais logo tocam no problema que tanto os aflige: "Doutora, acho que meu filho é hiperativo. Ele não pára um segundo desde que acorda até a hora em que vai dormir. Mexe em tudo, sobe em tudo, é um furacão. Nossa casa é uma grande bagunça. Estamos ficando doidos com ele". Enquanto um dos pais fala, o outro não tira os olhos da criança e, a cada três minutos, diz frases como: "Filho, não mexe aí", "Não pode pegar isso, é da doutora", "Filho, pára de acender e apagar a luz", "Filho, nããããããooooo!".

De cada dez vezes em que isso acontece, em nove percebo que se trata apenas de uma criança sapeca, curiosa, cheia de energia e vontade de descobrir o mundo, ou seja, completamente normal. Assim, em apenas 10% dos casos é que podemos nos preocupar com um possível diagnóstico de hiperatividade.

O padrão de comportamento de uma criança saudável é o movimento constante. Ela vê um objeto que lhe chama a atenção e o pega, gira, aperta, põe na boca, bate no chão para ouvir o barulho e então o abandona. Não fica muito tempo sentada nem se distrai mais do que alguns minutos com um brinquedo. É assim mesmo. Ela está explorando o mundo à sua volta. Quer saber o que cada coisa faz.

Talvez o que mais impressione os pais não seja tanto a movimentação contínua de seus pimpolhos, mas os comentários que pessoas mais velhas, que criaram filhos décadas atrás, fazem a respeito das crianças de hoje. Como disse no início do livro, os bebês de agora são muito mais estimulados do que nós fomos. Têm mais liberdade de movimentos, o que contribui para seu rápido desenvolvimento motor. Têm brinquedos muito mais coloridos, interessantes e vivos. Tudo isso estimula seu desenvolvimento. Assim, quando chegam ao primeiro ou segundo ano de vida, já estão escalando os móveis e alcançando a chave do carro, o bibelô da mãe, a coleção de CDs do pai, os importantes papéis deixados sobre a mesa. A gente não pode mesmo desgrudar os olhos deles.

"Por que a criança pequena quer mexer em tudo?", os pais me perguntam. O que ocorre é que ela se expressa com o corpo e busca a satisfação de suas necessidades por intermédio da capacidade motora. Se você perguntar a seu filho de 5 anos quantos passos tem daqui até lá, ele irá caminhar aquela distância e contar quantos passos deu. Se fizer a mesma pergunta a um adolescente, ele avaliará a distância, pensará no tamanho dos próprios passos e, sem sair do lugar, dará a resposta. Quer dizer, o adolescente tem noção de espaço e é capaz de planejar a ação corporal na mente. Para a criança, porém, esse "cálculo aproximado" é impossível. Ela só tem o recurso da experiência motora concreta. Por isso é tão inútil a mãe dizer "não mexe aí" ao seu filhinho de 2 anos. Ele só pode saciar sua curiosidade sobre as coisas mexendo nelas.

Os pais também me perguntam: "Por que a criança não se fixa em nada?". Porque a atenção e a concentração não são habilidades com as quais o ser humano nasce. Ele as desenvolve gradativamente.

O bebê não tem capacidade de se concentrar no que está fazendo. É naturalmente disperso. Depois do primeiro ano de vida, porém, já é possível observar seu ganho de atenção, pois começa a se fixar naquilo que lhe interessa. Cada vez mais, será capaz de se concentrar numa atividade, brincadeira ou objeto desde que se sinta motivado a fazer isso.

A natural agitação infantil diminui na mesma medida em que se desenvolve a capacidade de concentração, que pode ser bastante estimulada pelos pais, como veremos mais adiante. Mas não é possível fazer milagres, como, por exemplo, alfabetizar uma criança de 2 ou 3 anos. Nessa idade, ela não tem maturidade para ser alfabetizada porque ainda não pára o tempo suficiente para observar letras e tudo o mais. Já na idade escolar, em torno dos 6 anos, está madura o bastante para se fixar por mais tempo e controlar sua movimentação motora, sendo capaz de prestar atenção no que a professora ensina.

A capacidade de concentração varia um pouco de criança para criança de acordo com seu tipo psicológico. A que é extrovertida, por exemplo, está mais voltada para o exterior e se distrai facilmente com os estímulos e movimentos à sua volta. Ela ouve o barulho da rua, acompanha o avião que passa naquele momento, sente o cheiro do bolo assando e já quer saber se é de chocolate. É como uma esponjinha que, utilizando seus sentidos, absorve a realidade que a cerca. Se estiver desenhando ou colorindo uma figura, ela interromperá o trabalho quando um estímulo externo chamar sua atenção. Já a criança introvertida, embora pareça mais quietinha e não se distraia tão facilmente com o que ocorre à sua volta, fica muito no mundo interior dela, sonhando e fantasiando. É do tipo que vai até a lua e volta enquanto a professora explica a lição.

Tanto a criança extrovertida quanto a introvertida, portanto, estão sujeitas a perda de concentração e dificuldade de atenção. O que conta, se a intenção é saber se ela está dentro dos parâmetros de concentração esperados para sua idade, é sua capacidade de evitar a distração e permanecer sentada e focada numa atividade.

A CRIANÇA HIPERATIVA

Há pais que afirmam ter filhos hiperativos, mas basta conversar com eles para constatar que não é bem assim. A criança, embora agitada, é capaz de ver um desenho animado na TV, de jogar videogame durante um bom tempo, de se entreter com algum brinquedo. O hiperativo não consegue fazer nada disso.

Quanto mais velha é a criança, mais fácil é perceber se tem distúrbios de atenção ou simples distração. Se ela apresenta dificuldades em uma só matéria ou em todas, se os erros que comete são por problemas de raciocínio ou perda de atenção, tudo isso tem de ser levado em conta. Muitos pais levam o filho mais crescidinho ao médico por achar que é hiperativo quando na verdade é apenas distraído. Ele talvez não esteja sendo suficientemente estimulado a se fixar na aula ou não seja tão motivado para o aprendizado quanto outras crianças.

> **O que vou dizer agora é grave, mas é o que vejo acontecer cada vez com mais freqüência: a maioria das crianças que tomam medicamentos para hiperatividade não é hiperativa. Muitas vezes, são apenas crianças imaturas, que não recebem o estímulo adequado para se concentrar no que precisam fazer, ou não acham seu mundo muito interessante, ou possuem certo déficit de atenção, ou têm pais sem paciência para lidar com elas.**

Existem muitos recursos eficientes para auxiliar crianças a aumentar sua capacidade de concentração: trabalhos psicopedagógicos, cursos do método Kumon, atividades com jogos e também com computador. Incluem-se até algumas atividades físicas como balé e artes marciais, pois colaboram para o aperfeiçoamento do controle corporal. A idéia é que a criança adquira mais consciência do corpo e de seu relacionamento com o espaço externo.

Para que os pais não confundam hiperatividade com agitação ou distúrbio de atenção, é preciso ter claro o que é uma criança hiperativa. Ela simplesmente não pára. Tem o chamado "bicho carpinteiro". Quando bebê, rói – isso mesmo, rói – o berço, rasga lençóis, destroça brinquedos. O pediatra não consegue examiná-la, escutar seu coração ou checar seu peso. Ela não olha mais do que um segundo para um brinquedo novo. Seu nível de agitação é tamanho que precisa ser medicada.

A medicação da criança hiperativa, diferentemente do que muitas pessoas pensam, não é um calmante. É um estimulante do córtex cerebral, que por sua vez inibirá os impulsos e o excesso de motricidade da criança. Enquanto está sob o efeito da medicação, que precisa tomar diariamente, seu nível de atividade se torna mais normal. Já no adolescente, a agitação não é tanto física e externa, mas interna. Com a mente constantemente invadida por estímulos, ele não consegue controlar o pensamento, pensa tudo superficialmente e não tem tranqüilidade.

Se não receber tratamento adequado, a pessoa hiperativa terá prejuízos no desenvolvimento da personalidade e do aprendizado que poderão comprometer seriamente sua qualidade de vida intelectual, emocional e profissional. Ela precisa tomar remédio até que seja capaz de controlar a agitação e o fluxo de pensamentos, o que pode ser adquirido com o que chamamos de treinamento cognitivo. Ou seja: faz terapia para aprender a selecionar as idéias, separando o que é primordial do que é secundário. Felizmente, os recursos da medicina estão bastante avançados e a hiperatividade pode ser controlada para que a pessoa leve uma vida normal.

Ensinando a criança a se concentrar

Uma criança normal pode estar a mil por hora, subindo pelas paredes ou pondo a casa abaixo, mas se um adulto a chamar para sentar no chão e brincar com alguns brinquedos ela não só atenderá ao chamado como será capaz de ficar ali, entretida, por um bom tempo.

Essa é a mágica para fazer uma criança aprender a se concentrar melhor: dar atenção a ela. Desde pequenininha, ela tem grande capacidade de imitar os sons e movimentos do adulto. Se lhe é ensinado que o cabritinho faz um som parecido com *mééé*, ela primeiro imitará os movimentos da boca e logo estará fazendo o mesmo som. Se lhe ensinarem a colocar um bloquinho ao lado do outro, ela fará igual. Enquanto brinca de repetir, está usando sua capacidade de concentração e focalizando a atenção numa atividade.

Muitas vezes ficamos admirados ao ver uma professora de maternal tomar conta sozinha de meia dúzia de furacõezinhos, mas não há nenhum mistério nisso. Basta convidar a criançada para cantar uma música, bater palmas ou ouvir uma história que todos viram anjos. O adulto precisa apenas soltar sua criança interior e vivenciar a brincadeira com autenticidade, mostrando que também está se divertindo.

Quanto mais prazer o pai e a mãe sentirem ao brincar com a criança, mais entretida ela se mostrará, pois será contaminada pelo entusiasmo deles. Sente-se como se estivesse brincando com alguém igual a ela, porque naquele momento é a criança interior dos adultos que interage com ela. Por outro lado, se o pai brinca com o olho no relógio, esperando a hora de pôr o filho na cama, ou com o olho na TV, prestando atenção na novela enquanto empurra um carrinho para a frente e para trás, a criança percebe que aquilo não é autêntico. Com suas "anteninhas", capta que aquela brincadeira não vale nada para o adulto.

Por isso é que eu digo: quando os pais chegam em casa moídos de cansaço, devem admitir que não têm condições de brincar com o filho. É melhor serem honestos do que fingir que estão brincando. A criança perceberá, não achará a menor graça e não será bom para ela nem para os adultos.

O melhor a fazer é explicar a situação: "Hoje estou tão cansado que vou precisar tomar um banho para relaxar um pouquinho. Então vou ficar do seu lado descansando enquanto você brinca. Hoje você é que toma conta de mim". A partir dos 5 anos, mais ou menos, a criança entende perfeitamente que o pai ou a mãe estão cansados ou ocupados e não têm condições de brincar. E isso não é ruim, pois ela também precisa ser capaz de se distrair sozinha.

Agora, quando o pai estiver disposto, deve brincar para valer. É fantástico quando os adultos resolvem ressuscitar as brincadeiras de que gostavam quando crianças. Eles poderão ensiná-las aos filhos e sentirão enorme prazer nisso. Outro dia, uma pequena paciente me contava, muito entusiasmada, que a mãe havia lhe ensinado a jogar saquinhos de arroz. Juntas, as duas cortaram retalhos de tecidos e costuraram uma dúzia de saquinhos coloridos para brincar todas as noites.

Imagine quantos jogos do passado podemos ensinar às crianças: amarelinha, peão, bola de gude, pula elástico... Há certas brincadeiras que, se não as apresentarmos aos filhos, talvez nunca venham a conhecê-las. O melhor nessa história toda é que o filho sentirá também espaço para ensinar aos pais as brincadeiras dele. Eis uma troca importante. Os pais devem ensinar o filho a empinar pipa, jogar crapô, xadrez ou futebol de botão para que ele mostre também como se brinca com os Pokémons, os *cards* modernos e o videogame. Esse intercâmbio irá aproximá-los muito.

A ORDEM É SE MEXER

Por meio da brincadeira, pode-se também exercitar outro aspecto essencial do desenvolvimento infantil: o controle motor. Os pais talvez não imaginem como são importantes as chamadas "macaquices" que costumam fazer com os filhos pequenos. Quando se transformam em cavalinho e deixam a criança montar em suas costas, seguram as pernas dela para brincar de carrinho de mão ou a ajudam a virar cambalhota em cima da cama, estão proporcionando ao filho exercícios de domínio do corpo – além, é claro, de ter com ele um diálogo corporal enriquecedor.

Agora, os pais precisam achar essas brincadeiras prazerosas e estar de bem com eles mesmos para fazer tudo isso. Se, ao contrário, estão com o pescoço duro, sofrem de dor nas costas ou de inflamação do nervo ciático, o melhor é ir com calma. Eis aí mais um bom motivo para os adultos cuidarem da saúde: para poder brincar com os filhos sem maiores problemas. Para acompanhar o ritmo da criançada, é preciso estar em forma e ter muita vitalidade.

Além de favorecer o desenvolvimento da motricidade, a atividade física contribui para a diminuição da agitação infantil. Não é à toa que os pediatras indicam a prática de esportes às crianças. A natação é de longe a mais recomendada – inclusive para os bebês, pois mexe com todos os músculos, exercita a respiração e tem o benefício adicional de relaxar a criança, já que geralmente é praticada na água morna. Isso não quer dizer que outras atividades, como balé, judô, tênis e futebol, devam ser descartadas. Todas são válidas.

Como se pode ver, a brincadeira e o esporte têm seu aspecto didático. Chega a ser tentador ocupar toda a agenda da criança com atividades para que ela possa se desenvolver bem física e mentalmente. Mas há limites. Ela precisa da natação, do quebra-cabeça e do joguinho de montar, mas precisa também de um generoso período do dia para brincar por brincar – sem regras e sem objetivos. É nessas horas que sua mente transforma um pratinho de plástico em um disco voador, um balde e uma colher em um tambor e pregadores de roupa emendados um no outro em uma cobrinha.

Criança precisa de tempo para ser criança. Somente tendo tempo livre para fazer de uma folha de papel um túnel e de uma folha seca de árvore um barco é que ela ultrapassará os limites da razão. Crescer também é ser capaz de deixar a imaginação voar longe.

capítulo 10

A sexualidade dos filhos

Conversar sobre sexo com os filhos deveria ser algo natural para os pais. Só assim é possível criar uma relação de confiança e dar a eles a base necessária para uma vida amorosa saudável.

Pais embaraçados de um lado, adolescentes constrangidos de outro. Conversar com os filhos sobre sexo ainda hoje provoca certo desconforto. Antigamente os pais adiavam ao máximo esse bate-papo. Esperavam alguns sinais de que a hora tinha chegado, como o surgimento dos primeiros fios de barba no garoto ou o uso do primeiro sutiã pela menina. Hoje, no entanto, não dá para esperar tanto quanto antes, caso contrário corremos o risco de fazer um papelão e descobrir que eles estão muito bem informados sobre o assunto.

Com a liberalização dos costumes e o acesso fácil às informações nos dias atuais, os pais perceberam que é preciso falar sobre sexo com os filhos desde cedo. O problema é que nem todos se sentem preparados para esse desafio. Não sabem como responder de maneira adequada às perguntas do menino de 3 anos que vê cenas de sexo na TV em plena tarde. Ficam chocados quando sua inocente aluninha do jardim-da-infância diz que já deu um beijo de língua no namoradinho. Atormentam-se com a possibilidade de o pré-adolescente acessar páginas de pornografia na internet.

Essa preocupação é cada vez maior por uma razão bastante simples: os pais não acham nem um pouco natural que as crianças tenham contato com a sexualidade tão precocemente. Mas esse temor não deveria existir, porque a sexualidade está presente na vida do ser humano desde muito cedo. Não há nada de antinatural em vivenciá-la quando ainda se é criança. E, quando os pais compreenderem isso, poderão orientar melhor os filhos para uma vida sexual sadia.

Quando a menina começa a se entreter com a boneca e o menino dá seus primeiros chutes na bola, já estão manifestando os padrões de identidade sexual determinados por seu cérebro. Como vimos anteriormente, o comportamento feminino e o masculino não são culturalmente adquiridos, mas biologicamente definidos. Isso não significa que a menina moleca e o menino que curte brincar de casinha serão homossexuais: o fato de um menino, por exemplo, ter habilidades tipicamente femininas como sensibilidade e facilidade de relacionamento pode levá-lo a profissões que exigem mais tais atributos. Significa, sim, que dentro dos padrões de desenvolvimento masculino e feminino é o cérebro que primeiro leva a criança a identificar-se com o comportamento de menino ou menina.

Reforçada pelo pai e pela mãe, os modelos humanos que o menino e a menina incorporam, essa identidade leva naturalmente as crianças a conviver com outras do mesmo sexo e treinar seus papéis sexuais. As meninas desempenham o papel de mulher e mãe brincando de casinha. Já os meninos exercitam a virilidade do homem jogando bola e brincando de lutar. Nessa fase, outro componente muito importante no desenvolvimento sexual deve ser levado em conta. É o complexo de Édipo, o personagem da mitologia grega que se apaixona pela própria mãe. Muita gente acha que isso é conversa de psicanalista, mas não é: a relação edipiana faz parte do amadurecimento de todos nós.

O PRIMEIRO AMOR

A primeira paixão do menino é a mãe, assim como a primeira paixão da menina é o pai. E não há nada de mal nisso. Esse é um namoro muito gostoso, no qual o adulto projeta na criança todas as qualidades maravilhosas que ele admira no sexo oposto. Da mesma forma, a criança projeta no adulto toda a atenção e afetividade que deseja receber do sexo oposto.

A menina precisa sentir-se valorizada como mulher pelo pai. Ela adora que ele elogie seu vestido, a fivelinha no cabelo, as unhas pintadas de esmalte ou a maneira educada como se comporta. É muito importante que o pai veja a filha com um olhar de namorado e enxergue sua beleza. Por isso jamais deve criticá-la. Esse é o papel da mãe, que deve ser cuidadosa também com as críticas. Receber uma crítica do pai, que é seu "namorado", é algo muito doloroso e prejudicial para a auto-estima da menina. Se um pai quer sugerir que a filha não coma tantas guloseimas ou que precisa usar aparelho, terá de encontrar um jeito que não implique dizer que ela está gordinha ou que seus dentes são tortos.

Já o menino anseia por ouvir da mãe que é inteligente, forte e corajoso. Ele se sente orgulhoso ao ajudá-la a carregar as compras do supermercado e lhe escreve bilhetes de amor. Não deixa que a mãe mande nele, é claro, mas se derrete por ela. Se essa mãe quer convencer o filho a comer melhor ou a fazer esportes para desenvolver o físico, jamais poderá lhe dizer que está magrinho ou fraquinho, pois isso seria ofender sua masculinidade. Esse papel cabe ao pai, que deve exercê-lo com muito tato.

Por aí podemos constatar que, bem antes de os hormônios entrarem em cena, as crianças já estão treinando para o exercício de sua sexualidade. E não adianta fingir que não está acontecendo nada. É preciso encarar a situação.

A IDADE DA CURIOSIDADE

Por volta dos 3 anos, a criança começa a demonstrar interesse pelo corpo das outras pessoas. Entre os inúmeros pensamentos que passam por sua cabeça, certamente um a intriga mais: por que há partes do corpo que estão sempre "escondidas". Existe a curiosidade natural em descobrir o que as roupas não deixam ver. Portanto, os pais não devem ficar chocados se souberem que o filho abaixou a calça do coleguinha da escola ou olhou debaixo da saia da professora. Essa é a época das brincadeiras sexuais, que, embora deixem muitos pais e professores de cabelo em pé, não têm nenhuma motivação erótica. É só curiosidade mesmo.

Como nessa idade a criança também imita os adultos, não é de estranhar que, de repente, queira beijar o amiguinho na boca ou tirar as roupas dele: só está repetindo o que vê na novela das sete. Antes que os pais comecem a achar que há algo errado com o filho, devem entender que ele age assim pelo mesmo motivo porque finge dirigir o carro do pai, cozinhar com as panelas da mãe ou varrer a casa. É pura brincadeira.

A criança não aprende só com o que vê ao seu redor, mas também com a forma como os adultos lidam com sua curiosidade. Há pais, por exemplo, que não sentem pudor em andar nus pela casa nem em deixar que os filhos os vejam usando o banheiro ou participem do seu banho. Na verdade, eles estão ensinando às crianças que a nudez é algo natural. Isso não quer dizer, no entanto, que pais que reprovam esse tipo de comportamento estejam errados.

Ninguém deve ficar sem roupa na frente dos filhos se não se sente à vontade para tanto. O fato de não andar pelado em casa ou de não tomar banho com o filho não causará mal nenhum a ele. O que eu quero dizer é o seguinte: os pais devem educar os filhos de acordo com seus valores. Cada um é livre para ter o comportamento que considera adequado.

O fundamental é transmitir a idéia de que a criança não deve ter vergonha de seu corpo e, ao mesmo tempo, ensinar que a nudez é algo íntimo. É preciso mostrar que não há problema em andar sem roupa em casa, mas da porta para fora todos devem andar vestidos. São as regras do convívio em sociedade. Os filhos não têm dificuldade de entender que não são índios nem moram numa floresta, mas vivem numa cidade – e, na cidade, as pessoas usam roupas.

A mesma noção de intimidade precisa ser ensinada com relação à masturbação. É natural que crianças pequenas descubram o prazer de tocar o próprio corpo e, a menos que sejam orientadas pelos pais, farão isso em qualquer lugar. Certa vez atendi um casal apavorado com o comportamento do filho de 4 anos. Pai e mãe foram chamados à escola porque o menino não tirava a mão de dentro da calça e vivia tentando beijar as coleguinhas. Tratei de tranqüilizá-los, pois muitas crianças fazem o mesmo – algumas mais do que outras –, e disse que bastava ensinar ao filho que masturbação é uma coisa íntima, que se faz no banheiro ou no quarto, e sozinho. Sem estresse, sem pânico, os pais tinham apenas de mostrar que certos comportamentos não são apropriados em público. Os pais precisam eliminar esses fantasmas de sua mente.

Erotismo e abuso sexual

Os pais se preocupam muito em resguardar as crianças do erotismo presente nos meios de comunicação. Cenas consideradas "impróprias" e picantes aparecem em novelas vistas por toda a família e em filmes que passam na TV a cabo o dia todo. Como impedir que os filhos tenham contato com elas?

A resposta é: não há como impedir. Se a criança não vê insinuações eróticas na TV de casa, vê na TV da casa de um amiguinho, na revista de um consultório médico ou em outro lugar qualquer. Melhor do que tentar impedir a todo o custo que esse tipo de informação ou imagem chegue ao filho é conversar com ele. Isso mesmo. Falar sobre o que ele está vendo, explicar que aquilo é algo natural entre duas pessoas que namoram etc. e tal. Se a cena tem um componente de perversidade ou de exibicionismo, deve-se explicar que aquela forma de relacionamento não é saudável por causa disso ou daquilo. Ao proceder assim, você estará fornecendo referências para que a criança possa compreender o que é conduta normal e o que é desvio. É possível ter esse tipo de diálogo ainda na primeira infância, com crianças entre 4 e 5 anos.

É importante que o filho tenha esses parâmetros porque em algum momento ele passará a acessar a internet e estará ainda mais exposto a conteúdo erótico – e também pornográfico. Há crianças de 5 anos que já navegam naturalmente pela web, pois aprendem na escola como fazê-lo. Obviamente é saudável que elas aprendam a usar a internet, uma ferramenta valiosa para a vida moderna, mas é preciso ter alguns cuidados. Pode-se, por exemplo, bloquear o acesso delas a arquivos de e-mail e páginas muito escabrosas, mas isso não é garantia de que estejam completamente a salvo de material pesado.

Os pais podem ainda alertar os filhos para o fato de que existem muitas coisas que não prestam na internet – coisas que eles talvez tenham curiosidade de ver para saber que existem, mas não são dignas de apreciar. No caso de filhos adolescentes, é preciso deixar claro que eles têm coisas mais interessantes e melhores para fazer do que ver aquilo. Além do mais, se a curiosidade já foi satisfeita, é bem provável que eles não queiram perder tempo com lixo.

Apesar de a internet tirar o sono de muitos pais, a maior preocupação deles é com o abuso sexual. Os pais estão certos. Devem tomar precauções contra ele. Não podem, contudo, chegar ao exagero de impedir que o filho passe algumas horas na casa de um amigo, vá sozinho ao banheiro do restaurante ou participe de um acampamento de férias. Os pais não podem ficar grudados na criança o tempo todo e, por isso, precisam ensiná-la a se proteger.

Aqui vale a mesma recomendação que dei anteriormente: é preciso ensinar a criança, desde pequenininha, a proteger o próprio corpo. Os pais não podem bater nela não só por uma questão de princípios, mas também para mostrar que ninguém pode machucá-la nem lhe fazer mal. A mensagem que precisam transmitir é: "Você é dona do seu corpo, e ninguém pode lhe fazer algo que você não queira. Não deixe outra pessoa machucar você, nem o seu irmão, nem o coleguinha da escola, nem um adulto, ninguém". Se os pais trabalharem essa idéia com o filho ao longo da infância, ele aprenderá que precisa se proteger de tudo o que ameaça sua integridade física, inclusive o abuso sexual.

O DESPERTAR DA SEXUALIDADE

Os primeiros sinais de puberdade aparecem nas crianças por volta dos 9 ou 10 anos. Nessa fase, elas já não querem mais ser vistas tomando banho ou trocando de roupa. Em relação ao pai do sexo oposto, surge um misto de vergonha e fascínio: não se sentem mais à vontade em ter contato físico com o adulto e, ao mesmo tempo, começam a percebê-lo de modo diferente. Como já comentei, é importante que a intimidade da criança e seu desejo de afastamento sejam respeitados, pois ela está muito insegura com o que está acontecendo com seu corpo e com suas emoções.

É típico do início da puberdade que a menina tenha uma aproximação afetiva com as crianças do mesmo sexo. O mesmo acontece com o garoto. Não há segredo nenhum para esse tipo de comportamento: eles formam clubes da Luluzinha e do Bolinha porque é mais fácil conviver com o igual do que com o diferente. A menina vive de mãos dadas com a amiga, vai ao banheiro com ela, fica de segredinhos para cá e para lá e quer que ela durma em seu quarto. O menino, embora não manifeste sua afetividade tão abertamente quanto a menina, também gruda no melhor amigo.

É normal ainda que a criança sinta atração e curiosidade pelo corpo da outra. Aos pais que não vêem isso com bons olhos, mais uma vez digo que não se preocupem. É um comportamento normal e esperado. Vamos desmitificar o que está por trás desse medo dos pais: esse comportamento não tem nada a ver com um relacionamento homossexual. A psicologia o define como homoafetivo, ou seja, de identificação com a pessoa do mesmo sexo, o que é importante e necessário para o desenvolvimento da sexualidade.

A menina tem um marco em seu desenvolvimento sexual, a menstruação. Se até então ela tinha alguma dúvida sobre as mudanças que estava sofrendo, a partir da menarca – a primeira menstruação – não terá mais: já se tornou "mulher". Antigamente havia certo tabu sobre a primeira menstruação, da qual só a mãe ficava sabendo. Hoje a família inteira sabe e até comemora o fato. Os pais dão flores para a filha, escrevem um cartãozinho, fazem uma verdadeira festa. Isso é muito importante para a menina, pois é um sinal de que está tudo certo com seu desenvolvimento e de que ela é saudável. Algumas meninas mais tímidas, no entanto, podem ficar constrangidas com a festa e o anúncio público de sua primeira menstruação. Nesse caso, é preciso discrição. Os pais devem ser cautelosos e conhecer bem a filha para saber como agir.

Já o desenvolvimento sexual dos meninos é mais lento e não tem um marco tão definido. Aos poucos, eles percebem que estão mudando, mas não querem nem saber de meninas – diferentemente delas, que já andam se insinuando. Os garotos só se dão conta de que estão mesmo ficando homens quando começam a ter as involuntárias ejaculações noturnas. A partir daí, o interesse pelas meninas se acende.

Nessa fase, o acompanhamento médico é muito importante, seja do pediatra que atende a criança desde pequena, seja de um profissional especializado em adolescentes. A mudança de pediatra pode ser necessária porque, a partir dessa idade, as meninas não se sentirão à vontade em ser atendidas por um homem. Da mesma forma, os meninos ficarão constrangidos se uma mulher os examinar. O médico deve avaliar se o desenvolvimento do adolescente é adequado, pois há casos em que o déficit de hormônios atrasa o crescimento e isso pode ser corrigido por meio de medicação. O médico que se especializa no atendimento de adolescentes também entende bastante de psicologia e conversa muito com o paciente para saber se ele se sente à vontade com o próprio corpo ou tem grilos sobre o que está acontecendo.

As mudanças físicas trazem necessidades afetivas, e é nessa etapa da vida que o verbo "ficar" ganha novo sentido: beijar, trocar carícias e, para os mais velhos, eventualmente ter sexo, mas sem assumir ainda um compromisso de namoro.

As meninas que "ficam" têm uma expectativa de relação amorosa. É aquela velha história do príncipe encantado, do primeiro beijo cuidadosamente planejado, das palavras escolhidas a dedo. Os meninos, ao contrário, não têm essa preocupação. Eles "ficam" simplesmente para viver essa experiência.

Um fato interessante que venho notando nos garotos nos últimos anos é a valorização do cavalheirismo. Eles abrem a porta do carro para a garota, deixam-na passar primeiro, puxam a cadeira para ela sentar... Estão descobrindo que a cortesia é um diferencial para fazer sucesso entre as garotas. Se mandam flores para a menina com quem ficaram, então, conquistam a fama de galã e uma legião de admiradoras.

Pais em segundo plano

Justamente nessa época de tantas descobertas para o filho, como o primeiro beijo ou a primeira transa, é que os pais são colocados para escanteio. Para os "velhos", é um drama, pois querem estar por perto, controlar a situação, orientar, proteger. Lembro-me de um pai muito queixoso que atendi certa vez. Ele dizia: "Eu e meu filho sempre fomos grandes companheiros. Saíamos para fazer esporte e tomar um lanche juntos todos os sábados. Agora que ele ficou adolescente e precisa da minha orientação, não me dá mais bola. Vive na casa dos amigos. O que é que eu faço?".

Não é mesmo fácil se dar conta de que o filho está querendo descobrir o mundo por si só. A questão é que os pais, hoje em dia, têm pouquíssima ingerência na iniciação sexual dos filhos. Se anos atrás o pai facilitava a primeira experiência do filho varão com uma mulher, hoje os garotos – assim como as garotas – têm sua primeira vez por conta própria. Ainda mais porque os adolescentes estão na fase de se afastar dos pais para obter autonomia. A tendência deles é compartilhar suas aventuras com os amigos.

Se você pudesse ser uma mosquinha e se infiltrar nos grupinhos de meninos ou de meninas sem que eles percebessem, veria que o assunto são variações sobre o mesmo tema: ficar. Saberia que as meninas compartilham entre si dúvidas, sucessos e fracassos de suas quase experiências amorosas. Conheceria as engenhosas armações que elas fazem para chegar perto do menino com quem estão a fim de ficar. Testemunharia também os meninos contando vantagem sobre seu desempenho na última festa, em que um quase ficou com a morena mais linda da escola e o outro com uma garota mais velha. E há até quem se vanglorie de ter ficado com duas garotas na mesma noite. Então você não teria dúvida de que eles estão tratando da vida amorosa tão bem quanto possível.

Vários códigos de conduta são aprendidos nessas interações grupais. A menina sabe que ficar com três garotos em curto espaço de tempo pode trazer conseqüências indesejáveis para sua reputação, da mesma forma que os garotos entendem que mudar de "ficante" a toda hora lhes trará a fama de "galinha".

Diferentemente do que acontecia em outros tempos, a alta rotatividade de parceiras não é mais entendida como prova de masculinidade, mas como um comportamento malvisto pelas meninas, o que certamente dificultará futuros relacionamentos do garoto. É a história da causa e da conseqüência.

Para compartilhar a vida amorosa dos filhos, os adultos precisam apenas se mostrar disponíveis e deixar que a conversa com o adolescente surja naturalmente. Em vez de perguntar diretamente à filha se ela está namorando, é melhor que a mãe procure saber da festa a que a menina vai, se ela quer ir ao cabeleireiro ou usar uma roupa especial. E aí – quem sabe? – poderá surgir uma deixa para falar sobre o namorado.

Quando os pais têm uma relação de companheirismo com os filhos, é mais fácil criar as situações oportunas para um papo íntimo. Mesmo que o adolescente saia muito e prefira a companhia dos amigos, sempre haverá uma brecha para tomar um sorvete com o pai ou acompanhar a mãe às compras. Nessa proximidade, conversando sobre qualquer assunto, o filho pode se sentir à vontade para falar sobre sua vida amorosa com o pai.

Embora os jovens sempre saibam muito mais do que achamos que sabem, eles se beneficiam dos estímulos recebidos dos adultos. E se há uma mensagem importante para transmitir ao filho nessas conversas é a de que sexo é bom, é bonito, é a melhor coisa que pode existir entre duas pessoas. Mas é preciso aproveitar também para falar dos cuidados que devem ser tomados e das conseqüências de um relacionamento inconseqüente, como uma gravidez indesejada ou doenças sexualmente transmissíveis. Pais que vivenciam a própria sexualidade com naturalidade e prazer têm tudo para ensinar os filhos a valorizar o sexo e encará-lo como algo que faz bem para si mesmo e para o parceiro.

Os pais que criam uma relação de confiança com o filho dão a ele o mais sólido alicerce para uma vida amorosa saudável. O jovem criado como alguém especial vê a si mesmo como especial e se considera merecedor de um parceiro também especial. Esse jovem não precisará fazer da própria sexualidade uma moeda de troca para se sentir valorizado por alguém. Não exercerá a sexualidade de maneira insegura, substituindo a qualidade dos relacionamentos pela quantidade de parceiros. Saberá escolher quem tem afinidade com ele e não se contentará com nada menos do que um afeto plenamente correspondido.

capítulo 11

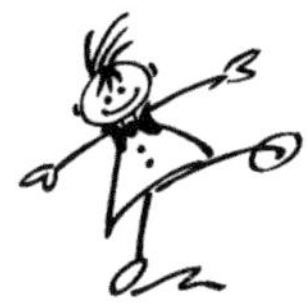

Criança precisa de limite

Dizer "não" aos filhos é difícil e dá trabalho. Significa arrumar dor de cabeça e provocar protestos, choro e birras. Mas, apesar de despertar tantas reações desagradáveis, o "não" é a maior prova de amor que os pais podem dar aos filhos.

Poucas palavras são tão populares entre os pais quanto "limite". Costumo ouvir frases do tipo "Meu filho está passando dos limites", ou "Ele não aceita limites", ou ainda "Não sei como dar limites à minha filha". É justificável a preocupação dos pais em estabelecer limites e impor regras para a boa convivência em família, mas percebo que a maioria se sente perdida nessas horas.

Uma criança sem limites é algo terrível mesmo. Certa vez, enquanto tomava café num quiosque de supermercado, eu me distraí vendo uma linda menina de mais ou menos 3 anos. Ela brincava toda faceira num daqueles cavalinhos mecânicos que funcionam com fichas. Balança para cá, balança para lá, e a criança ria e se divertia muito. Quando o cavalinho parou de funcionar e o pai fez menção de tirá-la de lá, ela se recusou a sair e disse em tom categórico: "Quero mais". O pai comprou mais uma ficha e deu bis à brincadeira da filha, mas ao tentar tirá-la novamente no final ouviu outro intransigente "quero mais".

Para encurtar a história, vi o pai comprar ao todo quatro fichas até decidir que era hora de encerrar a brincadeira e tirar a menina do cavalinho. Mas não foi fácil. Ela se agarrava ao brinquedo e berrava como se estivesse sendo torturada. As pessoas que passavam ali perto, aturdidas com a gritaria, paravam para ver o que estava acontecendo. Vieram a mãe, a avó, o irmão, enfim, a família toda da menina para ajudar o pai a desgrudá-la do cavalinho. Depois de alguns minutos de resistência, ela se soltou do brinquedo e foi embora esperneando e gritando no colo do pai, para alívio de todos no supermercado.

Acho que não é preciso uma análise profunda do comportamento dessa criança para chegar à conclusão de que seus pais não conseguiram lhe pôr certos limites, não é? Dizer *sim* é sempre mais fácil, dá menos encrenca, canseira e dor de cabeça. Dizer *não* é que é difícil: dá trabalho para dizer e mais trabalho ainda para se manter firme nessa posição. Mas é fundamental. Esse *não* que muitas vezes dizemos à custa do nosso sossego e que arranca lágrimas do filho é a maior prova de amor que podemos dar a ele. Esse *não,* dito na hora e na medida certa, mostra à criança que nem sempre as coisas podem ser como ela quer.

Ao dizer *não* de maneira ponderada, os pais impedem que o filho se transforme num tirano dentro de casa e bata cabeça no mundo lá fora.

Não se pode admitir que uma criança cresça acreditando que todas as suas vontades serão satisfeitas no exato instante em que deseja. Afinal, é preciso prepará-la para lidar com os limites e negativas que encontrará na vida. E é justamente por isso que os limites devem fazer parte de sua educação desde pequenininha. Vale relembrar aqui que depois do terceiro mês de vida o bebê não precisa ser atendido tão prontamente como foi nas primeiras semanas. Ele chora no berço? Tudo bem, a mãe vai atendê-lo, mas sem correr, sem aflição, sem já ir desabotoando a blusa no meio do caminho porque o filho quer mamar. Ela pode se aproximar calmamente, dizendo algo como "A mamãe já está indo, vamos ver o que este bebê quer". Aos poucos e muito sutilmente, o filho pode ser treinado a suportar uma pequena espera para o atendimento de seus reclamos.

Vamos supor que o bebê faça intervalos de quatro horas entre as mamadas. Se chorar um pouquinho antes de se completarem as quatro horas, a mãe pode fazê-lo esperar até que chegue o horário certo. Ao proceder assim, estará estabelecendo um limite e mostrando ao filho que ele é capaz de tolerar um pouco a espera. Ensina a criança a lidar com o sentimento de frustração – algo que, infelizmente, todo mundo tem de enfrentar cedo ou tarde na vida.

Estabelecer limites a um bebê é algo que precisa ser feito com muito cuidado. Nessa fase, ele não é capaz de suportar grandes frustrações. Dali a algum tempo, no entanto, a mãe poderá dizer: "Agora vou tomar banho, espere um pouquinho que já venho brincar com você"; depois, dirá: "Primeiro você almoça e depois pode comer a sobremesa" ou "Agora é hora de descer do cavalinho". Assim, de acordo com o crescimento da criança, novos limites são estabelecidos. Sem traumas para a criança nem desgaste para os pais.

"NÃO" É "NÃO"

Quando se trata de impor limites e disciplina, é preciso equilíbrio e bom senso. Os pais devem definir claramente áreas ou assuntos em que o *não* é definitivo e inegociável. Se a hora de ir para a cama é importante, a criança *não* pode ver TV até tarde. Se tomar banho antes do jantar é imprescindível, ela *não* pode sentar-se à mesa do jeito que chegou da escola.

Em contrapartida, pode-se ter flexibilidade em algumas situações. Se a mãe oferece bife de fígado ao filho porque faz bem mas ele não suporta sequer sentir o cheiro do alimento, ela pode dizer *sim* e substituir o bife. Se o filho pede para ficar mais meia hora na piscina do prédio para aproveitar até o último raio de sol do seu último dia de férias, é perfeitamente possível dizer *sim* porque, afinal, ele está de férias. Tão prejudicial quanto não impor nenhum limite é regular a vida dos filhos em excesso e criar um padrão de comportamento muito rígido, cheio de *nãos*. Por isso o equilíbrio é tão importante.

Há casos em que é possível criar regras e, ao mesmo tempo, dar alguma liberdade de escolha para a criança – desde que ela seja madura para assumir responsabilidades. Em vez de determinar que ela fará a lição de casa antes de brincar, os pais poderão combinar o seguinte: "Brinque a hora que quiser, mas a lição deverá estar feita quando eu chegar em casa". Provavelmente ela deixará para fazer a tarefa na última hora, mas o importante é que cumpra o combinado.

Outra coisa fundamental com relação a limites é a concordância entre pai e mãe sobre o que pode e o que não pode.

Qual é o filho que, tendo um pedido negado pelo pai, não pedirá o mesmo em segredo à mãe na esperança de que ela concorde? A criança sabe muito bem jogar com isso, e os pais que se cuidem para não contradizer um ao outro.

É comum a criança ligar para a mãe pedindo para ir brincar na casa de um amiguinho e, diante do *não,* telefonar para o pai na tentativa de reverter a situação. Para evitar contradições, os pais devem combinar previamente a conduta que adotarão em determinadas situações ou conversar antes de dar uma resposta à criança. Em vez de perguntar "O seu pai deixou você fazer isso?", é melhor procurar o companheiro e perguntar diretamente a ele qual foi sua resposta. Com isso, a criança não será tentada a mentir.

Vontades e birras

Os filhos são naturalmente complicados quando o assunto é a hora de comer. Tentar estabelecer alguma regra é uma verdadeira batalha. É a tal história: quando a criança era pequena, os pais faziam todo tipo de micagem na hora da papinha. Imitavam aviãozinho, ficavam atrás dela com o prato na mão, ligavam a TV para distraí-la e tudo o mais. Ela recebia muitos estímulos e nem percebia que estava se alimentando. Então, quando cresce, a criança continua dando trabalho para comer. Ela não quer mais a sessão de aviõezinhos promovida pelos pais, mas deseja continuar brincando. Não pára sentada na mesa, quer comer na frente da televisão, recusa o que está no prato... Um sufoco.

Lidar com isso, no entanto, é mais simples do que se imagina. Em primeiro lugar, refeição tem hora e lugar certo. A comida deve ser colocada no prato e oferecida à criança. Ela não quer comer? Tudo bem, não precisa, mas como conseqüência ficará sem sobremesa – e só terá oportunidade de comer novamente no horário do lanche, entre as refeições. É preciso conter a ansiedade e o desejo de sair correndo e preparar outro prato qualquer. Ficar com um pouco de fome não matará o filho. Ao contrário: fará com que ele coma tudo da próxima vez.

O filho não quer comer na mesa de jantar da sala porque é muito chato? Bem, antes de mais nada, precisa entender que sentar-se à mesa com os pais é um privilégio reservado às crianças maiores, que já sabem comer direitinho. Se não quiser desfrutar dessa conquista, terá permissão para comer na cozinha ou na lavanderia. Fica levantando da mesa a cada colherada porque não quer perder o desenho que está passando na TV? Está certo, pode se levantar, mas, uma vez fora da mesa, não poderá voltar mais. As condições precisam ser estabelecidas sem drama, sem bronca e sem cara feia, com naturalidade. Só isso.

Sei que há mães que estremecem à idéia de deixar o filho sem almoço ou jantar, mas é preciso quando o filho adota esse tipo de comportamento. A oportunidade de ter uma boa refeição será renovada diariamente, até que ele resolva entrar no esquema da família. Essa estratégia, porém, irá por água abaixo se, logo após ouvir um *não*, a criança tiver permissão para assaltar o armário e matar a fome com salgadinhos e bolachas. Se ela puder compensar a perda de uma refeição saudável comendo tudo aquilo de que gosta, a emenda sairá pior que o soneto.

Os pais também não podem permitir que a escolha do cardápio da família fique sempre sob a responsabilidade da criança. Afinal, se depender dela, todos em casa só comerão *nuggets*, hambúrguer, pizza ou salsicha. Ou, o que talvez seja pior: enquanto a maioria come arroz, feijão, carne e verduras, ela só se alimenta com um monte de porcarias. Coitado de quem vai para a cozinha sonhando em contentar todo mundo.

É sempre difícil dar palpites sobre os hábitos alimentares da família. Sei que muitas mães não têm empregada doméstica nem cozinheira e acabam preparando pratos rápidos por uma questão de praticidade. Para piorar, aqui vai um segredo: a criança que só come *fast-food* se desenvolve tão bem quanto qualquer outra. Portanto, é muito cômodo continuar com esse tipo de cardápio. Mas chega o momento em que os efeitos das frituras, massas e embutidos poderão se traduzir em obesidade infantil e outros desequilíbrios orgânicos, e será muito difícil para os pais – além de doloroso para a criança – reverter a situação. Pelo bem dela, é preciso insistir na alimentação saudável. No começo, ela poderá resistir e se negar a comer o arroz com feijão por dois ou três dias. Mas em algum momento a fome vai bater e o lanche da tarde não será suficiente para preencher o estômago. Então, finalmente, a criança comerá o arroz com feijão.

> **Outro assunto que costuma dar muitas brigas em casa é a escolha da roupa para passear. Se o filho encrencar com a roupa que a mãe escolheu, haverá briga na certa. O que fazer? O melhor é separar logo duas e dizer: "Você pode vestir esta ou aquela, escolha a que achar melhor".**

Se ainda assim a criança, por pura birra, se recusar a se vestir, a decisão dos pais deve ser firme: "Então você vai de pijama mesmo". Eles devem ser firmes e levá-la de pijama ao shopping, à casa dos avós ou ao parque. Chegando lá, é bem provável que o filho não queira descer do carro daquela maneira. Então será a vez de a mãe pegar uma daquelas duas roupas que havia separado – e que sabiamente trouxe com ela – e vesti-lo adequadamente.

O mesmo deve ser feito com o filho que não quer vestir o agasalho para ir à escola. Tudo bem, isso não é motivo para pânico. Mas é preciso, ao menos, negociar com ele e pedir que leve o casaco na mochila para o caso de mudar de idéia mais tarde. Voltou para casa sem tirar o casaco da mochila? Paciência, ele precisa saber se cuidar. Ah!, ficou resfriado no dia seguinte porque não se agasalhou? Então é hora de a mãe dizer algo assim: "Talvez, se você tivesse usado o casaco ontem, isso não acontecesse". Nesses casos, ela deve evitar discursos inflamados e dizer frases como: "Está vendo, eu não disse para levar o casaco?". Isso pode fazer a birra aumentar ainda mais da próxima vez.

Existe também a situação clássica de a criança insistir em vestir peças totalmente descoordenadas só para contrariar a mãe. Desafiadora, a menina vai até o pai e pergunta: "Não estou bonita?". O pai, que sabe da importância de seu papel como "namorado" da filha, não pode criticá-la duramente. Deve elogiar o que lhe agrada naquela combinação. Mesmo que ela pareça uma palhacinha, deve dizer: "É, sua saia é muito bonita". Se no dia seguinte a combinação da criança for mais feliz, é interessante que o pai chame sua atenção para esse fato: "Puxa, hoje você escolheu uma blusa que combina muito bem com essa saia.

Está ainda mais bonita do que ontem". A comparação ajuda a criança a ter uma referência e o elogio funciona como um reforço positivo, que é sempre a melhor maneira de educar a criança.

Perceba que, em todos os exemplos citados, a solução está na forma tranqüila de os pais lidarem com as vontades e as birras, sem aumentar o tamanho do problema nem perder a calma. Isso é muito importante, porque o combustível da birra é a contrariedade dos pais. Se eles não se mostram contrariados, a birra perde o sentido e o limite é estabelecido com mais facilidade.

Disciplinando espaço e tempo

Como lidar com a criança que deixa uma trilha de brinquedos abandonados por onde passa, larga a roupa suja e a toalha molhada no chão do banheiro, enfim, produz na casa o efeito de um ciclone?

Em primeiro lugar, os pais precisam mostrar à criança que há espaços da casa que são usados por todos e onde não se admite bagunça. Assim como o pai não deixa seus relatórios de trabalho espalhados no sofá e a mãe não larga os sapatos no meio da sala, a criança não pode deixar brinquedos e roupas sujas por onde passa. E, toda vez que "esquecer" essa regra, precisa ser lembrada pelo adulto a guardar suas coisas nos devidos lugares.

Pode-se deixar um grande cesto de vime ou baú de plástico no quarto da criança bagunceira para que ela possa guardar ali todos os seus brinquedos. Basta jogar tudo dentro do cesto e, pronto, o ambiente está arrumado. Se os brinquedos ficarem amassados e quebrados por causa disso, esse é um problema de seu dono, certo?

É perfeitamente possível admitir que o quarto da criança fique um tanto bagunçado porque aquele é o espaço dela. Mesmo assim, os pais precisam fornecer um modelo de ordem para o ambiente. É interessante que uma vez por semana, por exemplo, ajudem o filho a organizar os brinquedos e o armário de roupas. Se a criança divide o quarto com o irmão, certas regras de convivência precisam ser criadas para que cada um tenha o seu espaço respeitado.

Quando se dá aos filhos o senso de limite para o uso do espaço, eles mesmos tratam de se acertar. Certa vez recebi em meu consultório dois irmãos com cinco anos de diferença entre eles que estavam brigando muito por causa do quarto. Enquanto o mais velho era um adolescente cuca fresca, do tipo que deixava a cueca pendurada no lustre, o mais novo queria manter sua coleção de carrinhos cuidadosamente enfileirados nas estantes do quarto. Para acabar com as brigas, os pais não tiveram dúvidas: colocaram um painel divisório no meio do quarto, separando as camas dos dois. A partir daí, cada um fazia o que bem entendesse com seu território. E o problema foi resolvido.

Tão importante quanto estabelecer limites para o uso do espaço é fazer o mesmo com relação ao tempo. A criança precisa entender que a brincadeira, a festa e o passeio têm hora para acabar, e, quando essa hora chega, é preciso ir embora. Enquanto é pequena, é só pegar sua mão e levá-la. Já quando o filho é adolescente, tudo o que os pais podem fazer é combinar o horário de ele chegar em casa.

Se o jovem foi criado desde pequenininho para entender e respeitar limites, não será muito difícil entrar num acordo sobre horários. Na maior parte das vezes, o combinado será respeitado. Mas se, eventualmente, o filho ligar para casa e pedir para ficar mais uma hora porque a festa está muito legal, os pais poderão concordar sem pôr em risco o limite estabelecido. Como disse anteriormente, o que vale no relacionamento com o adolescente é o diálogo e o vínculo de confiança. Se eles existirem, os limites poderão ser até um pouco flexíveis.

ÀS VEZES, CASTIGAR É PRECISO

Como psicóloga, acredito no poder do bom exemplo e do reforço positivo na educação infantil. O diálogo é sempre a melhor ferramenta que os pais podem ter para um relacionamento sadio com os filhos. Apesar disso, reconheço que há casos em que só mesmo um castigo resolve. Mas, é bom deixar claro, o castigo deve ser educativo. Ele necessariamente precisa ser aplicado na hora e no momento certo e ter peso equivalente ao da falha cometida. Quando a criança se nega a aceitar certos limites, precisa ser privada de algo para entender que ultrapassou as regras de convivência e de respeito que delimitam sua liberdade de ação.

Se a criança bate no irmão, deve ser repreendida. Mas se voltar a agredi-lo de nada adiantará nova bronca nem dizer que o que acabou de fazer foi muito feio. É preciso aplicar um castigo para que entenda que bater nos outros traz más conseqüências para si mesma.

Como castigar essa criança? Em primeiro lugar, não se deve dar castigos exagerados, do tipo que acaba sendo relaxado com o passar do tempo. Um exemplo: proibir a criança de assistir à televisão por uma semana.

Pode ser que ela não assista no primeiro dia, mas já no segundo dará um jeito de burlar o castigo enquanto os pais trabalham. E, quando chegar o fim da semana, nem os pais se lembrarão mais da punição que deram – ou farão de conta que não lembram, pois uma criança que não pode ver TV apronta mais ainda.

O castigo deve ser aplicado na hora e cumprido no instante seguinte. Se o filho bateu no irmãozinho na segunda-feira, jamais deverá ser penalizado com o cancelamento do passeio que aconteceria no fim de semana seguinte. Será um castigo totalmente sem efeito. E o pior: a criança registrará que nem todas as punições são para valer. Portanto, não é preciso ter tanto medo delas, não é mesmo?

Para surtir efeito, o castigo tem de ser possível de cumprir, imediato e adequado à falta cometida. Se a criança quebrou o brinquedo do irmão de propósito, a mãe pode deixá-la sem um brinquedo também, de preferência aquele de que ela mais gosta, e dizer com muita tranqüilidade, sem raiva nem alterações na voz: "Vou guardar sua boneca até decidir quando vou dá-la de volta". Se a criança combinou com a mãe de fazer a lição de casa à tarde, mas a mãe chegou do trabalho e a lição não fora feita, o castigo pode ser a perda do horário de TV. "Agora, em vez de ver TV depois do jantar, você vai fazer a lição de casa."

Quando a criança é pequena, o castigo mais eficiente que existe é justamente não dar atenção a ela durante determinado período de tempo. Nada é mais valioso para a criança pequena do que a atenção dos pais – prova disso é que ela vive fazendo gracinhas para atrair essa atenção. A mãe deve ser firme e dizer: "Estou muito triste porque você me desobedeceu e bateu no seu irmão. Por causa disso, vou ficar até a hora do almoço sem falar com você". É provável que a criança chore, esperneie e até peça desculpas, mas a mãe deve se manter inalterada. Aceita as desculpas, mas continua firme, sem falar com o filho. Isso evitará outro problema bastante comum. Com grande freqüência, filhos pequenos fazem más-criações e desobediências para chamar a atenção dos pais. Assim, se a atenção é temporariamente suspensa, a criança percebe que o feitiço virou contra o feiticeiro.

Uma coisa é castigar filhos pequenos. Outra, bem diferente, é usar a mesma estratégia com os adolescentes. É um erro que poderá causar revolta maior ainda no jovem. Castigar o filho de 16 anos que tirou notas baixas não só o deixará mais indignado como poderá piorar a situação na escola. Há pais que nessas horas cortam a mesada, o que não resolve o problema. Não é adequado deixar esse filho sem mesada, proibi-lo de usar o computador ou o celular ou ainda de sair com a turma. Quando isso acontece, o jovem avalia a situação da seguinte forma:

1. Ao ficar sem aquilo de que tanto gosta, terá zerado sua "dívida". Ou seja, está liberado para cometer novas infrações, já que não deve mais nada.
2. Como já cumpriu a "pena" estabelecida, não se sente na obrigação de melhorar seu comportamento.

Há pais que penalizam os filhos adolescentes impedindo que saiam com os amigos. Privá-los da vida social é um erro, pois o convívio com os amigos é tremendamente importante para seu desenvolvimento.

Então, o que fazer? Minha sugestão é que os pais mostrem ao adolescente que aquelas notas baixas são como um sinal amarelo piscante, um indicador de que algo precisa ser feito antes que a luz vermelha seja acionada. É mais eficiente incentivar o filho a encarar a situação e transformá-la do que simplesmente puni-lo. Aqui, o reforço positivo é uma arma valiosíssima. "Sei que você é capaz de fazer melhor do que isso", devem dizer os pais. "Vamos aumentar seu período de estudo e diminuir o tempo que você passa no computador. Vamos fazer algumas aulas de reforço, se necessário. Espero que, no próximo trimestre, suas notas sejam melhores."

Se o pai diz ao adolescente que ficou chateado com as notas da escola, pois sabe que ele é inteligente e pode fazer melhor, está criando uma dívida para o filho. Ele sentirá que não deu o melhor de si. É preciso deixar claro que todos em casa acreditam nele e estão dispostos a ajudá-lo. Provavelmente o próximo boletim virá com notas mais altas. E, se os resultados forem consistentes até o fim do ano, será extremamente importante gratificá-lo de alguma forma por seu esforço, até mesmo com uma recompensa financeira. A melhor recompensa, sem dúvida, é o ganho de conhecimento do filho, mas todo mundo trabalha melhor com alguma motivação. Afinal, na vida profissional as coisas também funcionam assim: mais empenho gera melhores resultados e traz recompensas.

capítulo 12

É permitido errar

Errar faz parte do processo de educar os filhos. Pais sábios são aqueles que sabem lidar com esses erros de maneira positiva e transformá-los em oportunidades valiosas de aprendizado.

Se pararmos para analisar com calma a complexidade que é criar e educar os filhos, veremos que, na verdade, essa tarefa é mais simples do que pensamos. Podemos dizer que o mais importante nessa missão é usar o bom senso, ter tranqüilidade e não se martirizar por erros cometidos.

O bom senso nos permite fazer a escolha adequada em cada situação. No caso da educação, essa capacidade está muito ligada ao fato de nos colocarmos no lugar da criança e percebermos o que é melhor para ela.

A tranqüilidade faz com que os pais possam agir livres de inquietação, ansiedade ou afobação. A tranqüilidade que a mãe demonstra ao lidar com seu filho faz com que ele se sinta seguro.

Por fim, a permissão para errar é fundamental para que o pai e a mãe não naufraguem diante de suas falhas. É sempre possível corrigi-las. O problema é que não somos preparados para aceitar erros. Durante muitas décadas, a psicologia sustentou que alguns equívocos e determinadas situações inadequadas tinham conseqüências terríveis e até mesmo irreversíveis para a criança. Acreditava-se, por exemplo, que o filho de uma mãe nervosa seria forçosamente problemático ou que o filho de um pai ausente seria necessariamente carente.

Hoje, nós sabemos que, se a criança não tem uma mãe suficientemente nutridora, poderá receber aquilo que lhe falta de uma professora muito amorosa, de uma tia dedicada ou de uma avó muito presente. Sabemos também que o fato de a criança crescer sem um pai não a alijará do modelo masculino, pois poderá encontrar esse mesmo modelo em outro homem que esteja por perto, como um tio, um irmão mais velho, um padrasto.

Espero que, com essa visão mais moderna da psicologia, os pais não se sintam tão pressionados a ser perfeitos e saibam lidar melhor com seus erros e dificuldades. É preciso entender que educação é relacionamento – e relacionamento é uma experiência sempre nova. É perfeitamente normal não avaliarmos bem determinada situação pelo simples fato de não estarmos preparados ou por não nos encontrarmos num bom dia. Se isso acontecer, o mundo não vai acabar. Basta reconhecer o erro e reparar a situação. Dizer algo como "Filho, eu me enganei e peço desculpas. Vamos tentar consertar isso".

Mesmo o erro mantido por muito tempo pode ser revertido, porque para tudo nesta vida há possibilidade de reparação. Fazer de uma falha motivo de autoflagelação é absurdo. Não é crime nenhum o pai dizer ao filho: "Até agora eu agi desse jeito e pensei dessa maneira, mas vejo que estava errado e quero mudar". Os erros não precisam ser penalizados, apenas reparados. Ao incorporarem essa postura, os pais não só serão capazes de educar melhor o filho como também de ensiná-lo a lidar construtivamente com os erros dele.

A criança fez algo errado? Machucou alguém ou pegou algo que não lhe pertencia? Nada de pânico ou drama. Simplesmente converse com ela e explique: "Isso que você fez não está certo, mas você pode pedir desculpas e consertar seu erro. Vamos lá falar com o amiguinho que você machucou, vamos levar o brinquedo dele de volta". Ensinar o filho a reparar um erro é coisa que poucos pais fazem. Mas a verdade é que isso é muito importante.

Portanto, os pais não devem se mortificar por seus erros nem fazer o filho se sentir culpado quando também comete falhas. A sabedoria não está em não errar, mas em fazer do erro uma oportunidade de aprendizado e de aproximação entre pais e filhos.

É importante ter consciência de que a vida cor-de-rosa não é necessariamente feliz. Ela é, isso sim, uma utopia. A vida é repleta de conflitos e lutas, e é preciso saber transformar obstáculos em desafios. A resiliência, ou seja, a capacidade de se adaptar às mais variadas situações e adversidades e aprender com elas, é um potencial inato que precisa ser utilizado. Trata-se de um recurso essencial nos dias atuais que as crianças devem desenvolver.

Pais corajosos são aqueles que descobrem juntamente com as crianças um jeito de enfrentar e superar as adversidades da vida. Ao mesmo tempo que ensinam o filho, aprendem com ele. Essa via de duas mãos, na verdade um espaço criado entre as duas mentes (a da criança e a dos pais), desenvolve a intersubjetividade, o espaço para a elaboração mental. É uma relação de troca, que altera a intra-subjetividade (ou seja, o espaço interno da mente) de quem está em contato com a criança – e vice-versa.

Essas relações a dois podem acontecer não só entre a criança e sua mãe, mas entre ela e a família ou mesmo com um grupo de pessoas, como os amigos. É claro que essas relações acontecem todas ao mesmo tempo, mas sempre serão polarizadas entre a criança e a outra ponta. Vale dizer novamente: o berço do pensamento e de todo o crescimento da criança está na sua relação interpessoal.

Meu filho, minha vida

É comum os pais dizerem que os filhos são sua razão de viver, que procuram dar a eles tudo aquilo que não conseguiram conquistar para si, que não se importam de trabalhar dobrado diariamente para garantir o futuro deles. Não há como não se apaixonar pelos filhos, mesmo que roubem nossas noites de sono, que praticamente destruam a casa ou se rebelem quando procuramos orientá-los. Os pais sempre serão completamente malucos pelos filhos.

Pais e filhos se completam – e isso fica ainda mais claro quando se percebe que o aprendizado acontece tanto de um lado quanto do outro. As pessoas que têm filhos se tornam mais generosas, mais pacientes, mais amorosas. Deixam de se preocupar apenas consigo próprias para concentrar a atenção em seus pequenos. Não é raro ouvir dos homens, até mesmo daqueles mais durões, que choraram copiosamente ao assistir ao nascimento do filho. Só quem vive a fantástica experiência de se tornar pai ou mãe pode entender esse comportamento.

A maior sabedoria que um casal pode demonstrar ao ter um filho é estar consciente de que exercerá dois papéis simultaneamente, o de mestre e o de aprendiz. É nessa relação interpessoal que está a grande magia do aprendizado e da educação. E que faz da arte de criar e educar os filhos uma aventura tão nobre e fascinante.

IMPRESSÃO E ACABAMENTO:
YANGRAF Fone/Fax: 6195.77.22
e-mail:yangraf.comercial@terra.com.br